第**2**版

ナースのための
レポートの書き方

仕事で使える「伝わる文章」の作法

水戸美津子

中央法規

はじめに

　初版発行から5年が経ちました。この間、都県看護協会や福祉関係の協議会、病院等の研修会等で『小論文・レポートの書き方』についてお話をする機会を数多くいただきました。研修生の多くは「論理的な文章を書く自信がない」「後輩等への指導や添削をどのようにしたらよいのかわからない」「ファーストレベルやセカンドレベルを受ける前にレポートの書き方を身につけておきたい」「とにかく文章を書くことが苦手なので、それを解消したい」という動機をおもちでした。臨床のナースにとって文章をきちんと書きたいというニーズは切実なものであり、その熱意は私の想像を超えていました。

　これらの研修会で、初版本に対して「もう少し文字を大きくしてほしい」「PowerPointの使い方も入れてほしい」等のご意見があり、さらに臨床で使いやすい本を目指して改訂しました。第1部では「最低限活用したいWordの機能」をさらに充実させ、第2部には初版本にはなかった「PowerPointで伝える」という項目を加えました。

　この本は実践の場で活用できることを目指し、文章作成の作法を身につけて、「とにかく書く！」という継続的な努力さえあれば、誰でも美しく、論理的で、倫理的な文章は書けるという考えで書いております。

　なお、本書で使用している「レポート」とは、初版本と同様に会議録や研修報告書、学会抄録などの小論文と呼ばれるものを含めて、ある目的をもって書かれた文書を総称したものです。

　本書をお読みいただき、書くことが楽しいと少しでも実感していただけたら幸いです。

2020年2月吉日　　水戸美津子

はじめに

第1部
人に伝わる文章を書く

第3章 レポート作成で最低限活用したいWordの機能

第2部
仕事で使える文章を書く

第1部

人に伝わる
文章を書く

● OUT PUT（書く）するためには IN PUT（読む）しなければ
なりません。本や文献をどう効率的に読み、習慣づけるのかを考
えてみましょう。

● 文章は、「美しく」「論理的に」「倫理的に」書くことで、内容を
読み手に正しく伝えることができます。伝わる文章の書き方の基
本について、具体例を提示しながら説明していきます。

● 最低限の機能を覚えて文書作成ソフト Word を賢く使いましょ
う。

第1章

OUT PUT(書く)のためには IN PUT(読む)が必須

注目

論理的に書くことが無理！私は文才がないから書けない！って思っていませんか？

論理的な文章を書くために文才は必要ありません。
必要なのは本や文献を毎日、毎日、コツコツ読むことです。

『読むことは論理的な文章が書けるようになるための最短で、最善の、方法です。』学問に王道なし！ということですね。

コンテンツ

1 ┃ 良い文章を読む

　良い文章とはどのようなものでしょうか。また、それをどう探したら良いのでしょうか。

　文章とは違いますが、私は絵を見ることは好きです。しかし、どのような絵が良いかなどと絵を評価する自信はありません。以前、画廊で画家の方とお話ししたときのことです。私は「私には絵の価値は良く分かりません。どういう絵を良い絵というのでしょうか。私は、こちらの絵（目の前の絵を指して）がとても良いなあと思いますし、好きな絵ですが、こちらの絵（隣の絵）はあまり良いとは思えないのです。でも、素人なのでよく分かりません」と話しました。すると、その画家の方は「あなたが良い絵だと思った絵が良い絵なのですよ。すべての人が良いという絵はありません。その人が良いと思う絵、心地良いと思う絵が、その人にとって一番良い絵なのですよ。それが、本当の絵の見方ですよ」と言われて、ハッとしたことがあります。それと同じことが、良い文章にもいえると思います。

　つまり、良い文章とは、書き手の意見や主張が読み手に明快に伝わり、書き手の音調（リズム）がその読み手にフィットして読みやすく、そして、書き手の気持ちや思いが読み手の心に伝わる文章をいうのです。読み手が「なるほどね」「ああ、面白かった」「これって、すごい本」「なんて、知的好奇心を刺激する本だろう」「主人公の生き方が素敵」などの思いを抱くことができるものが、良い文章といえるのです。

　書くためのインプットのヒントとなるエピソードをコラム（p. 5）に書きましたので参考にしてください。

2 | 読む習慣をつくる

　良い文章を書くためには、本や雑誌を読む習慣をつくることが大事です。1か月に1冊でもコンスタントに読む習慣をつくることです。

　では、どのように本を読む習慣をつけるかですが、私が比較的有効と考える方法があります。それは、書店で平置きにされている自分が興味がありそうな新書（値段もサイズもお手頃）を10冊程度購入し（それ以上でも構いませんが、このくらいが適当な感じです）、それを次々に読んで、読んだらリサイクル書店にもっていく、さらにまた書店で新書を10冊程度購入し、読み終えたら再度リサイクル書店へもっていくという習慣をつけることです。これは、「さあ、あと何冊読めば、リサイクル書店かな」という小さな目標ができて、習慣化できます。僅かですがお金が戻るうれしさと、新書を買うために書店に通う楽しみができます。購入した本を読破するという目標達成の喜びとともに、書店に行くことで新しい発見があったりして、それが楽しくなり習慣になりやすいのです。インターネットで購入すると、この楽しみは半減しますね。

　この他には、新聞の論説やコラムなどを毎日1つは読む習慣をつくるという方法もあります。新聞を講読していなくてもスマートフォンで読むことができるので、通勤などの隙間の時間に読むことを習慣とするといいでしょう。

　文章を読むことで、読み方が分からない漢字や意味の分からない語句を辞書やインターネットで調べているうちに、文の構成力や語彙力などの文章力は自然と身につきます。

　継続は力なりです。論理的な文章を書きたいと思うのであれば、文才は必要ありませんが、日々の努力は必要です。

01 とにかく、読む！習慣をつくる

■ ジャンルを問わず、毎日、少しでも読む

本のジャンルを問わず、とにかく毎日、少しでも読むことで、自分だけでは思いつかない考えや感じ方に接することができ、自分の人生や生き方、考え方や感じ方を磨くスピードをパワーアップしてくれる。

■ 良い文章とは？

良い文章とは、書き手の意見や主張が読み手に明快に伝わり、書き手の音調（リズム）がその読み手にフィットして読みやすく、そして、書き手の気持ちや思いが読み手の心に伝わる文章である。

■ 自分だけの「素敵な言葉」ノートをつくる

さまざまなジャンルの文章を読んでいるときや、ラジオやテレビ、You Tube などを視聴しているときに、心にとまった言葉（リズムを感じる言葉、色彩を感じる言葉、心にしみる言葉、覚えておきたい言葉など）を書き留めておくための自分だけのノートをつくる。これは文章を書くときに、言葉のヒントを与えてくれる。

Mini Column 書くためのインプット

　私が中学生の時に美術の先生が、「東京の美大に通っていたころ、大学が休みの日にはおにぎりを1個もって、美術館や画廊めぐりをして一日中絵を見てまわったのよ。そして、模写できるところではひたすら模写していたわ。その他には、銀座4丁目交差点で、一日中人の服装を見て、スケッチしていたの」と話してくれたことがありました。先生は、絵が上手になるためには授業を聞くだけではなく、良い絵をたくさん見て模写することが大事ということを伝えたかったのだと思います。

　良い文章が書けることも同じです。良い文章を書くためには、良い文章をたくさん読み、時には素敵だと思う文章を書き写しましょう。絵も文章もインプットなくして、アウトプットはありえないのです。

3 | 文献の探し方

　文章を書くときに必要な文献や資料などは、まずは Google などのインターネット上の検索サイトを使用して、大雑把に調べます。ただし、これは手がかりをつかむには有効ですが、有用な文献を探す方法として適切ではありません。きちんとした文献はいくつかのデータベースを活用して、テーマに関連のある、あるいはそのテーマの基礎資料を提供してくれる書籍・雑誌、その他の資料を探すことが必要です。

　手軽にアクセスできるデータベースとして「Google Scholar」があります。これは Google 社が提供する無料の文献検索サービスです。また、国立情報学研究所が運営する「CiNii Articles」や科学技術振興機構が運営する「J-STAGE」でも無料の文献が公開されています。これらは、簡単にスマートフォンでアクセス可能です。

　データベースで文献を検索するときは、どのような検索キーワードを選択するかが重要になります。検索時に選択したキーワードの良し悪しで、必要な文献や資料が適切に集まるかどうかが決まります。つまり、キーワードが適切でないと必要な文献などの資料を集めることはできません。例えば、糖尿病患者の日常生活改善の援助方法が記された文献などの資料を集めたいならば、キーワードは「糖尿病」「日常生活改善」だけでなく、「生活習慣病」「生活指導」「食事療法」「運動療法」なども必要になるでしょう。キーワードを豊富に思いつくかどうかは、検索テクニックの問題ではありません。そのテーマに関しての問題意識が明確かどうかが大きく影響します。今、すぐに Google Scholar で「看護　糖尿病」などと入力して検索を試してみましょう。

02 知っていると便利な 資料検索サイトおよび データベース

いずれもスマートフォンから簡単に検索可能です！

■ 検索サイト

▶ 日本看護協会ホームページ

看護関係の各種統計資料など、レポート作成に欠かせないエビデンスを得ることができます。

▶ 厚生労働省ホームページ

各種統計類および厚生労働白書が閲覧できます。

▶ 文部科学省ホームページ

各種統計資料のうち、教育関連資料を閲覧できます。

▶ 総務省統計局ホームページ

国勢調査、人口推計などの、政府で調査しているあらゆる分野の統計資料を閲覧できます。

■ 文献データベース

▶ Google Scholar

Google 社が無料で提供している学術論文検索用エンジンです。国内外の査読論文、学術論文、書籍などの学術情報の検索に。

▶ CiNii Articles

国立情報学研究所が運営する学術論文検索用エンジンです。国内の学術論文、学協会誌、研究紀要の検索に。

▶ J-STAGE

科学技術振興機構が運営する学術論文検索用エンジンです。国内の自然科学、人文科学、社会科学分野の査読付き雑誌論文の検索に。

4 | 文献の読み方

　書きたいテーマに沿った文献などの資料が揃ったら、できるだけ効率的に読みましょう。

　読み方ですが、まず、**タイトル、著者名、所属を見て内容に見当をつけます。そして、要旨（または抄録）と結論を先に読み、図表を見て、結果を読みます。**しかし、内容をうのみにしてはいけません。必ず、どうしてこのような結果なのか、本当にそうだろうかといった「批判的に読む」くせをつけましょう。そのうえで、誰でも時間には限りがありますので、自分が調べたいテーマに関連性が高いと判断した文献から読むと効率的でしょう。

　文献などの資料を**読むときには、最初に文献内容などを整理する媒体（ノート、カード、パソコンなど）と内容（項目）を決めておきます。**手書きで整理したほうが効率的にできる人は、文献整理ノートやカードを用意しましょう。パソコンを使ったほうが効率的な方は、使用するソフトを決めて整理しましょう。いずれにしても、**タイトル、著者名、発行年、発行元、キーワード、概略、コメント等の項目を設定して整理します。**また、紙媒体であれば、マーカーペンや色インデックスなどの活用が有効です。文房具専門店には、便利で工夫された小物がたくさん販売されているので活用するといいでしょう。

　整理の仕方に決まりはありませんが、レポートをまとめる際に活用しやすいように工夫して整理しておくと、後の作業が格段にスムーズに進みます。

03 文献を読む

■ 論文を読む際の心構え

▶ 該当の論文を読む目的を明確にして読むこと

→論文構成を知りたい、内容を知りたい、展開（研究）方法を知りたい、など

▶ 1回ですべてが理解できていると思わないこと

目的によって何回も読むこともある

『論文とは、ある問いに対して自分の答えを提示するものである』

■ 効率的に読む

▶ 読み進める順序

❶ 題名⇒要旨（本文を読む前に内容のイメージ化を図る）

❷ 文献（引用・参考）（題名からのイメージをさらに深める）

❸ 結論（図表を先に見てから文章を読む）

❹ 方法・結果・考察

▶ 整理・保管・記録

❶ 論文自体の整理（ファイル、番号等）

❷ 論文を読んだ要約を残す

▶ 引用・参考文献の活用

→さらに関心のある文献を探す

第2章

書くための３つの心得と書き方の基本

注目
　文章は、書体や体裁を「美しく」整え、「論理的に」かつ「倫理的に」書くことで、内容を読み手に正しく伝えることができます。どんなに素晴らしい内容でも、読み手に伝わらなければ良い文章とはいえません。

　ここでは、人に伝わる文章の書き方の基本について、具体例を提示しながら説明していきます。

1 | 美しく書く

1 | 書く準備

　文章は文章構成力の違いで、読みやすくも読みにくくもなります。文体の種類や句読点のつけ方、接続詞や修飾語の使い方、漢字や平仮名の使い方などによっても、読みやすさは格段に違ってきます。

　文体や漢字、平仮名の使い方などの体裁を整えることは、読み手に読みやすい印象を与え、最後まで読んでもらう大きな力になります。書式や体裁が整っていない文章は、誰しも読む前に躊躇しますし、最初の印象の悪さはその文章の内容の理解にまで影響を与えます。

　私たちは無意識のうちに、他の人の文章を読むときには、まず全体の文章の書式や体裁を見て、読みやすいか否かを判断しています。学生やナースなどの実践者が書く文章は、行頭が揃っていなかったり、章や節の番号のつけ方が不統一であったり、残念ながら、こちらの読む気を削ぐことが往々にしてあります。

　一方、美しく整理された形で書かれた文章は、内容がよく理解できて好印象をもって読むことができます。文章は内容が一番大事です。しかし、読み手が初めてその文書を手にしたときに、読む気を削がれないような、読みやすいスタイルや美しいスタイルで書くことは、文章の内容と同じくらいに大事なことです。つまり、相手に内容をよく理解してもらうためには、文章が美しく見えるように書くことが必要です。

　日本語の文章が美しく見えるように書きたい人には、谷崎潤一郎著『文章読本』をお勧めします。この本を本書と一緒に読めば、文章を書くモチベーションは必ず上がります。谷崎潤一郎はこの本のなかで、字

面は良くも悪くも必ず内容に影響するとして、「文字の組み方、即ち一段に組むか二段に組むかと云うようなこと、それから活字の種類と大きさ、ゴシックにするか（中略）、或る一つの言葉を漢字で書くか、平仮名で書くか、片仮名で書くかと云うようなことは、その文章が表現しようとする理論や事実や感情を理解させる上に、少なからぬ手助けとなったり妨げになったりする」と述べています（谷崎潤一郎『文章読本』中央公論社．1983．p.34,（中公文庫））。つまり、**内容が良くても文章の書式や体裁が悪いと読み手の理解に良い影響を及ぼさないとし**、文章の書式や体裁と内容は相補的関係であるというのです。

　さらに、谷崎潤一郎は「真に『分からせるように』書くためには『記憶させるように』書くことが必要なのであります。言い換えれば、字面の美と音調（リズム）の美とは単に読者の記憶を助けるのみでなく、実は理解を補う」（同書，p.40）として、字面と音調（リズム）という感覚的要素がより重要であることを指摘しています。**文章の書式や体裁と音調（リズム）を整えることは、内容の理解を促進する重要なこと**なのです。

　看護の臨床の場では、看護記録のほかにも文章を書く機会が数多くあります。しかし、上司や先輩から看護業務の手順などは教えられても、文章の書き方の基本については教えられることはほとんどありません。そのため、**看護記録以外で必要とされる文章の書き方は、自分で修得するしかありません。その努力を惜しまず、コツコツとトレーニングした人が美しい文章を書くことができるのです。文才ではなく、努力すること**が必要です。

04 美しく書く

■ 文章の書式や体裁を整える

▶ 相手に内容を理解してもらうために、文章の書式や体裁を整える。
- ・文体の種類（だ、である、です、ます）、句読点（。、）のつけ方
- ・接続詞や修飾語の使い方
- ・漢字や平仮名の使い方

■ 日本語の文章を書く心得を書いた本から学ぶ

▶ 谷崎潤一郎『文章読本』
- ・文章の書式や体裁と内容は相補的関係である。
- ・字面と音調（リズム）の良さは内容の理解を補う。

■ 字面の良い文章、悪い文章から学ぶ

▶ 字面の良い文章
字面の良い文章は、内容の良さをさらに補強する印象を与える。
▶ 字面の悪い文章
字面の悪い文章は、読み手に読むことを躊躇させる。
- ・行頭が揃っていない。
- ・一つの段落が長い。
- ・一文が長い。
- ・章や節の番号のつけ方が不揃い。
- ・誤字脱字が多い。
- ・文体が統一されていない。
- ・フォントが不揃い。
- ・「の」「が」などの助詞が3回以上続く。　など

認知症高齢者の看護

Ⅰ．認知症の理解

1．痴呆症から認知症への名称変更

「痴」は広辞苑によると"おろかなこと""おろかもの"の意味であり、"白痴、音痴"などという言葉に使用される。「呆」も同様に"おろかなこと""ぼんやりしていること"の意味であり"阿呆、呆然"などという言葉で使用される。このため「痴呆症」という表現は、侮蔑的であり、そのような状態にある人の人格を傷つけるものだとして名称変更を求める意見が専門家や家族会から出され、平成16年6月「『痴呆』に替わる用語に関する検討会」（座長：高久史麿自治医科大学学長・日本医学会長）を発足させ同年12月に痴呆症を認知症に名称変更することが適当とする最終報告書を提出した。このため平成17年介護保険法の改定に合わせて用語の変更がなされた。

2．認知症とは診断名ではなく臨床的な症状名

認知症とは脳疾患による症候群であり、通常は慢性あるいは進行性で、記憶、思考、見当識、理解、計算、学習能力、言語、判断を含む多数の高次機能障害を示す。意識の混濁はなく、一旦正常に発達した知能がその後に起こった慢性の脳機能障害のために異常に低下してしまった状態である。わが国では、アルツハイマー型と脳血管性のものが多い。アルツハイマー型と脳血管性のものでは症状の現れ方に違いがある。脳血管性の場合には脳の損傷部位によって身体部分に麻痺といった障害を合併していることが多く予防法や治療法もあるが、アルツハイマー型の場合には身体部分に障害があることは少なく、有効な予防・治療法が解明されていない。症状には、中核的症状（記憶障害、見当識障害、思考・判断障害）と行動心理的症状（異食、徘徊、抑うつなど）がある。

3．認知症の検査と診断

1）機能検査

（1）認知症の評価尺度

認知症の多様な病状を評価するために用いられる。評価の目的は認知症高齢者の症状の特徴を把握して適切な治療・ケア方針を立てるためであり、経過の判定を行うことでケア方針の修正にも活用できる。臨床でよく使用される評価尺度は、認知機能をみるものとして Mini-Mental State Examination（MMSE）、改訂長谷川式簡易知能評価スケール（HDS-R）がある。MMSE は23/24点がカットオフポイント。HDS-R は20/21がカットオフポイントである。行動観察尺度である柄沢式臨床知能の臨床的判定基準は高齢者の知能レベルを日常生活におけるその人の言動や態度、作業遂行能力などを指標に判断する。N式老年者用精神状態尺度（NMS）は概括的重度度評価尺度といわれるもので認知機能、精神状態、ADL を含めた評価を行うことで大まかな重度度がわかる。また、厚生労働省から示されている「痴呆性老人の日常生活自立度判定基準」は「障害老人の日常生活自立度（寝たきり度）判定基準」と合わせて介護保険認定用尺度として用いられている。評価尺度を用いる場合には、十分に説明して行う。評価中は高齢者の様子をよく観察し過緊張にならないように援助する。

【字面の悪い例】

認知症高齢者の看護

Ⅰ．認知症の理解

1．痴呆症から認知症への名称変更

「痴」は広辞苑によると "おろかなこと" "おろかもの" の意味であり、"白痴、音痴" などという言葉に使用される。「呆」も同様に "おろかなこと" "ぼんやりしていること" の意味であり "阿呆、呆然" などとい という表現は、侮蔑的であり、そのような状態にある人の ... める意見が専門家や家族会から出され、平成16年6月「『痴呆』に代わる用語に関する検討会」（座長：高久史麿自治医科大学学長・日本医学会長）を発足させ同年12月に痴呆症を認知症に名称変更することが適当とする最終報告書を提出した。このため平成17年介護保険法の改...

2．認知症とは診断名ではなく臨床的な症状名

認知症とは脳疾患による症候群であり、... 思考、見当識、理解、計算、学習能力、言語、判断を含む多数の高次機能障害を示す。意識の混濁はなく、一旦正常に発達した知能がその後に起こった慢性の脳機能障害のために異常に低下してしまった状態である。

わが国では、アルツハイマー型と脳血管性のものが多い。アルツハイマー型と脳血管性のものでは症状の現れ方に違いがある。脳血管性の場合には脳の損傷部位によって身体部分に麻痺といった障害を合併していることが多く予防法や治療法もあるが、ｱﾙﾂﾊｲﾏｰ型の場合には身体部分に障害があることは少なく、有効な予防・治療法が解明され... 害、思考・判断障害）と行動心理的症状（異...

3．認知症の検査と診断

1）機能検査

（1）認知症の診...

認知症の多様... る。評価の目的は認知症高齢者の症状の特徴を把握して適切な治療・ケア方針を立てるためであり、経過の判定を行うことでケア方針の修正にも活用できる。臨床でよく使用される評価尺度は、認知機能をみるものとして Mini-Mental State Examination (MMSE)、改訂長谷川式簡易知能評価スケール (HDS-R) がある。MMSE は23/24点がカットオフポイント。HDS-R は２０/21がカットオフポイントである。行動観... の臨床的判定基準は高齢者の知能レベルを日常生活におけるその人の... どを指標に判断する。N式老年用精神状態尺度 (NMS) は概括的重症...

認知機能、精神症状、ＡＤＬを含めた評価を行うことで大まかな重症度... また、厚生労働省から示されている「痴呆性老人の日常生活自立度判定基準」は「障害老人の日常生活自立度（寝たきり度）判定基準」と合わせて介護保険認定用尺度として用いられている。評価尺度を用いる場合には、十分に説明して行う。評価中は高齢者の様子をよく観察し過緊張にならないように援助する。

2 | 美 し い 表 記 の 基 本

1）　書式の設定と文体の統一

　文書作成ソフト Word には、文章を美しくみせるツールが揃っています。

　Word の画面上部（次頁 a 参照）に〔ファイル〕〔ホーム〕〔挿入〕〔レイアウト〕などのメニュータブ（リボン）があります（Word のバージョンにより、多少の違いはあります）。

　〔レイアウト〕タブ（p.18の b）の〔ページ設定（ b − ①）〕グループのボタンで、〔文字列の方向〕〔印刷の向き〕〔段組み〕などを指定します。さらに〔余白〕をクリックすると c（p.18）が表示され、その一番下の〔ユーザー設定の余白〕を選択すると d（p.19）が表示されますので、〔文字数〕と〔行数〕を設定します。〔ページ設定（ b − ①）〕グループの右下の矢印をクリックしても d が表示されます。d の〔文字数と行数〕をクリック後、〔フォントの設定〕を選択すると e（p.19）が表示され、書体や文字の大きさを決めることができます。また、〔ホーム〕タブの〔フォント〕グループ右下の矢印をクリックしても e が表示されます。

　レポートの多くは、A4判で縦使用・横書き、明朝体、文字の大きさは10.5〜11ポイントを使用します。英語表記の字体は Century を使うのが一般的です。数字は、半角英数で3桁おきに「,（半角）」をつけます。

　文体は、「です、ます」調か「だ、である」調のどちらかに統一します。一般的には同一文書中に「です、ます」調と「だ、である」調が混在すると、文章の音調（リズム）が乱れて読みにくくなります。谷崎潤一郎が指摘するように、字面の美と音調（リズム）の美とは単に読者の記憶を助けるのみでなく、実は理解を促進するものですから、文体を統一することは重要です。さらに、音調（リズム）を整えるためには、否定文と肯定文の混在や、二重否定などの表現も避けたほうが誤解なく理解され、音調（リズム）の美しい文章になります。

05 書式設定と文体の統一

■ 書式設定する

▶ 文書作成ソフト Word には文章を美しくみせるツールが揃っている。

▶ 〔レイアウト〕タブのなかの〔ページ設定〕グループのボタンと〔ホーム〕タブの〔フォント〕ボタンを使って、書式やフォントを設定する。

▶ 日本語表記の書体は明朝体、英語表記は Century が美しい。

■ 文体の統一

▶ 文体は「です、ます」調か「だ、である」調に統一する。

▶ 数字は半角英数で3桁おきに「,（半角）」を入れる。

a　Word 上部の〔レイアウト〕

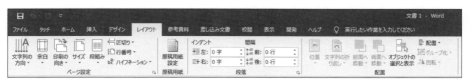

b　レイアウトの詳細設定

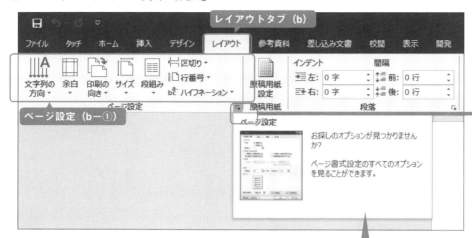

レイアウトタブ (b)

ページ設定 (b-①)

お探しのオプションが見つかりません
か?

ページ書式設定のすべてのオプション
を見ることができます。

〔ページ設定〕か〔ユーザー設定の余白〕をクリックすると、
詳細設定の画面が表示されます

c　余白の設定

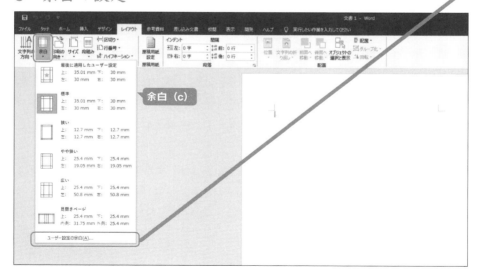

余白 (c)

d 文字数と行数、余白の設定

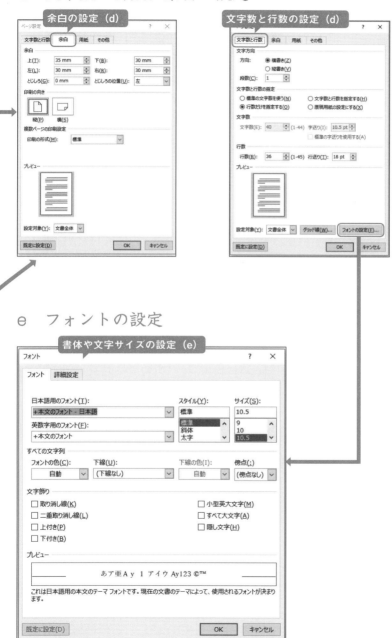

余白の設定（d）

ページ設定

文字数と行数　余白　用紙　その他

余白
上(T): 35 mm　　下(B): 30 mm
左(L): 30 mm　　右(R): 30 mm
とじしろ(G): 0 mm　　とじしろの位置(U): 左

印刷の向き
縦(P)　　横(S)

複数ページの印刷設定
印刷の形式(M): 標準

プレビュー

設定対象(Y): 文書全体

既定に設定(D)　　OK　　キャンセル

文字数と行数の設定（d）

文字数と行数　余白　用紙　その他

文字方向
方向: ● 横書き(Z)
　　　○ 縦書き(V)
段数(C): 1

文字数と行数の指定
○ 標準の文字数を使う(N)　　○ 文字数と行数を指定する(H)
● 行数だけを指定する(O)　　○ 原稿用紙の設定にする(X)

文字数
文字数(E): 40 (1-44)　字送り(I): 10.5 pt
□ 標準の字送りを使用する(A)

行数
行数(R): 36 (1-45)　行送り(T): 18 pt

プレビュー

設定対象(Y): 文書全体　　グリッド線(W)...　　フォントの設定(F)...

既定に設定(D)　　OK　　キャンセル

e フォントの設定

書体や文字サイズの設定（e）

フォント

フォント　詳細設定

日本語用のフォント(T):
+本文のフォント - 日本語

英数字用のフォント(F):
+本文のフォント

スタイル(Y):
標準
標準
斜体
太字

サイズ(S):
10.5
9
10
10.5

すべての文字列
フォントの色(C): 自動　　下線(U): (下線なし)　　下線の色(I): 自動　　傍点(:): (傍点なし)

文字飾り
□ 取り消し線(K)
□ 二重取り消し線(L)
□ 上付き(P)
□ 下付き(B)
□ 小型英大文字(M)
□ すべて大文字(A)
□ 隠し文字(H)

プレビュー

あア亜Ａy 1 アイウ Ay123 ©™

これは日本語用の本文のテーマ フォントです。現在の文書のテーマによって、使用されるフォントが決まります。

既定に設定(D)　　OK　　キャンセル

２）　タイトルと本文

　全体のタイトルは、ゴシック体で中央揃えが基本です。もちろん、明朝体で書くこともあります。原則として１行で内容が推測できるようにつけます。内容を表すキーワードを入れると分かりやすくなります。また、本文中の見出しは、ゴシック体で左揃えにすると読みやすくなります。このように本文とタイトル（大見出し、小見出しなど）の書体を変えたり、異なるフォントの大きさにすることで読み手は負担なく読むことができます。

　本文は、段落の初めは必ずスペースを１文字分空けます。これは英文と違うところです。

　略語を使う場合には、その文書の一番初めに使用する箇所でそれ以降に略することが分かるように表記します。これは、日本文でも英文でも同様です。例えば、○○総合病院看護部（以下、看護部と略す）やQuality of Life（以下：QOL）などと表記します。こうすることで読み手の負担を少なくします。

　また、本文中で数字を用いて説明する文章では、図表を使用して解説すると効果的です。その際、図番号は図の下に、表番号は表の上につけます（p.74参照）。

06 美しい表記の基本

■ タイトルの書き方

▶ ゴシック体で中央揃えにする。

▶ 原則として、1行で内容が推測できるようにする。

▶ 内容を表すキーワードを入れると分かりやすい。

■ 本文の書き方

▶ 段落の初めは必ずスペースを1文字分空ける。

▶ 本文中の見出しは、ゴシック体で左揃えにする。

▶ 略語は、その文書の一番初めに表記してそれ以降は略する。

▶ 図表は効果的に使う。

Mini Column タイトルと本文の関係

　私がタイトルと本文の関係を説明するときによく使うたとえ話があります。

　「八百屋さんの看板があるから八百屋さんだと思って入ったら、お肉ばかりで野菜がない？」「お肉屋さんと書いてあるので入ったら、野菜や果物ばかり？」ということでは困ります（あなたの文章は、そういうことですといっているのです）。ですから、お肉屋さんに入ったらお肉が、八百屋さんに入ったら野菜や果物が売っているように、文章はタイトルと本文に離齬がないように、表題から内容が推測できるようなタイトルと文章にするようにしましょう。

3）　句読点

　読点「、」「,」は、文章を読みやすく誤解を防ぐためにつけます。つけ方には決まりはありません。そのことを筆者が知ったのは臨床のナースから大学の教員になってからです。小学校の時に作文や読書感想文を書くことは好きでしたが、先生が添削した赤字の読点を見るたびに悲しい気持ちになったことを覚えています。赤字の読点を見て、何故この場所にあるのか納得がいきませんでした。大学教員となって読点は文章を読みやすく誤解を防ぐためにつけるので、その人のリズムでつければ良いこと、決まりがないことを知り、小学校の時の悲しい思い出を残念に思いました。そのために国語や作文が嫌いになった人もいるのではないでしょうか。

　つまり、読点「、」「,」は、そのまま文章を続けると意味がわかりにくい箇所につけ、そのつけ方は書き手によってくせがあって正解はないのです。ただし、読点によって伝えたい内容が変わらないように注意することは必要です。読点は、文章を読みやすく誤解を防ぐためにつけるものですから、「語句を並列する」「ある語を強調する」「感動詞の後」「挿入句の前後」に入れるとわかりやすい文章になります。

　句点「。」「.」は、一文の意味を完結させる箇所につけます。これは、実は簡単そうで難しいものです。特に日本語は主語がなくても意味が通じてしまうため、読点をつけ続けることで、文をつなぐことができます。そのため、どこに句点をつけるか、すなわち、どこで文を終わらせるか迷ってしまうことがあります。そのため、一文の意味をよく考えて書くことが大事です。また、「　」（カギカッコ）でくくった後は、その1文の終わりということがわかるので、句点は必要ありません。

07 美しい表記の基本

■ 読点

読点「、」「，」は、そのまま文章をつづけると意味が分かりにくい
箇所につける。

■ 句点

句点「。」「．」は、一文の意味を完結させる箇所につける。

■ 見出しのつけ方（揃える例）

▶ 見出しのつけ方（揃える）

第1章
第1節
第2節
第3節
第2章
第1節
第2節
第3節

Ⅰ.
1.
1）
(1)
①
2.
1）
(1)
①
Ⅱ.
1.
1）
2.
1）
Ⅲ.
1.

1.
1．1
1．1．1
1．1．2
1．2
1．2．1
1．2．2
2.
2．1
2．1．1
2．1．2
2．2
2．2．1
2．2．2
3.
3．1

2 | 論理的に書く

1 | 序 論・本 論・結 論

　文章構成を即座にできる人を除いては、パソコンに向かっていきなり文章を書くことは、たとえ A4 判 1 枚程度の報告書であっても、やめましょう。以前、看護管理者研修会で、「600 字にまとめて書く」という課題を出したところ、開始の合図と同時に書きだした人たちが大勢いました。その結果、「テーマとかけ離れている」「論旨が一貫していない」レポートが多数あり、残念な思いをしたことがあります。**与えられた課題からずれないような、論旨の一貫した内容にするためには、書き始める前にテーマの意味を十分に吟味して（何を求められているのかを）確認することが大事**です。そのうえで、文章の構成を考えて書き始めます。

　文章の構成は、「序論」「本論」「結論」の 3 つのブロックで考え、文章の筋道をつくります。序論は文書全体の導入です。ここで問題点や論点を提示して、何を考えてレポートが書かれているのかが読み手に分かるように書きます。**本論では、**事実や根拠に基づいて主張したいことを論証しながら書いていきます。**結論は**序論からのまとめです。そのため、序論で設定した問題点や論点の結論を書きます。また、今後の課題や問題点について整理したことを最後に書くこともあります。

　長文のときには、「序論」「本論」「結論」のそれぞれのなかで大見出し、中見出し、小見出しをつけることもあります。文章を書くことが苦手だと思っている人は、考えた見出しを付箋に書いて机の上に広げて、全体を眺めながらその順序を入れ替えたりして作業をすると、文章の全体構造が頭のなかで整理されやすくなります。

08 いつでも「序論」「本論」「結論」の３ブロックで書く

■ 各論のポイント

▶ 序論：文書全体の導入、問題点や論点の提示
　・何を考えてレポートが書かれているか分かるように書く。
▶ 本論：事実と根拠に基づいた主張
　・事実や根拠に基づき主張したいことを論証しながら書く。
▶ 結論：序論からのまとめ
　・序論で設定した問題点や論点の結論を書く。
　・本論で述べていないことは書かない。
　・今後の課題や問題点の整理。

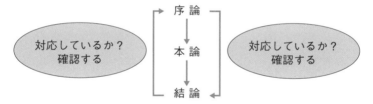

■ 付箋を利用する

▶ 序論、本論、結論の内容や見出しを整理するのに、付箋を利用して俯瞰してみると文章構成がうまくいくことが多い。

2 | パラグラフとトピック・センテンス

文章を論理的に書くとは、テーマと読み手を意識して、書き方の基本を踏まえて、根拠や事実に基づいた自分の意見を分かりやすい表現で記述していくことです。意見（主張）がはっきり示されていて、誰が読んでも同じように解釈できるように書くことが必要です。読み手が書かれている内容を読み間違うのは、読み手の責任ではなく、書き手の責任です。読む人によって違う意味に捉えられてしまうレポートは、書いてはいけません。

文章の一つひとつの段落をパラグラフといいます。パラグラフの最初の一文はできるだけ短文にして、そこで最初に伝えたいことや結論を述べるようにします。この最初の一文をトピック・センテンスといい、パラグラフの先頭に置きます。論理的に書く方法として「トピック・センテンスを使う」ことを意識しましょう。段落の最初にトピック・センテンスを書き、それ以降に詳しい説明や具体例を書いていくと分かりやすい文章になります。トピック・センテンスがパラグラフ全体の要約や結論になっていると、それにつづく文章はその結論に至る論理を展開する文章構成となり、読み手が書き手の意図を理解しやすいのです。

つまり、基本的にパラグラフの内容は1段落に1主張にしたほうが読み手に理解しやすいということになります。このような論理的に整理された文章では、トピック・センテンスだけを取り出して要約することが可能です。言い換えると、トピック・センテンスだけを拾い読みして速読しても意味がとれる文章になるということです。

09 パラグラフと
トピック・センテンスの実例

ウィキペディア男女格差をなくせ

パラグラフ｜ ウィキペディアは世界で５番目にアクセスが多いインターネットサイトといわれる。無料で閲覧できアカウントを作れば誰でもページの作成・編集ができる点が特徴だ。

パラグラフ｜ 運営するウィキメディア財団によると、全世界のウィキペディアの人物記事は男性が８割を占め、女性は２割にとどまるという。日本版のウィキペディアで女性の記事が占める割合は全体の22.3％だ。執筆者も90％が男性と推定されている。

パラグラフ｜ 記事を編集する「ウィキペディアン」には、中立的な観点で書くことや資料による検証可能性などが求められる。一方で記事を書く人のアカウントは匿名性を持たせることが可能だ。どのような人が書いた記事なのか、記事の内容や男女別の記事数に偏りがあるかどうかは普段、読者から意識されにくい。

パラグラフ｜ ウィキギャップは「インターネットの男女格差を埋めよう」とのスローガンで、ウィキメディア・スウェーデンとスウェーデン外務省などが始めた活動だ。様々な分野で活躍する女性やジェンダーに関する記事を充実させる目的で、すでに世界約60カ国で開催され、30カ国語で３万２千本の記事が編集された。

（以下、略）

※グリーンがトピック・センテンスとなっている。

出典：「ウィキペディア男女格差をなくせ」2019年10月14日付. 日本経済新聞朝刊. 19面

3 | 主述の対応

　主語と述語はできるだけ近くに置くようにします。例えば、「Aさんの文章は、主語と述語が離れていて読みにくい」という文では、主語は「Aさんの文章は」であり、述語は「読みにくい」です。また、「高齢者が日常生活のなかで徐々に変化していく姿は、何かのスケールで測定できるようなものではなく、丁寧な観察によってのみわかる複雑なものであることに気づいた」という文のように、**主語と述語の間に、修飾語などを多く入れたり、主語を省略すると意味の分かりにくい文章になります。**

4 | 能動態と受動態

　受動態の文章（「〜思われる」「〜示唆された」「〜みられた」「〜考えられた」など）は誰の意見なのかが不明瞭で、自信のない印象を与えます。**主張をはっきり伝えるためには、可能な限り能動態で書くようにします。**そうすることで自身の考え方も明確になりますし、相手にもよく伝わります。**受動態で表現されたレポートは、誰の主張であるかが不明瞭**なのです。

5 | 修飾語や比喩

　修飾語（「あまり」「とても」「大変」「本当に」など）や比喩はできるだけ使わないほうが、論理的ですっきりした文章になります。

10 論理的に書くために

■ 主述の対応

「主語」と「述語」はできるだけ近くに置くと、意味をとりやすく読みやすい。

例）大型で非常に強い台風19号が日本列島に接近したため、首都圏を
中心とした<u>鉄道・航空の計画運休が</u> <u>過去最大</u>となった。
主　　　　　　　　　　　　述

大型で非常に強い台風19号が日本列島に接近したため、<u>鉄道・航</u>
<u>空の計画運休が</u>首都圏を中心に<u>過去最大</u>となった。
主　　　　　　　　　　　　述

■ 能動態と受動態

できるだけ能動態の表現にする。

▶ 能動態の文章は、主張が明快で分かりやすい文章になる。

　例）「思う」「〜考える」「〜だ」「〜である」「〜です」

▶ 受動態の文章は、主体が不明瞭になるため主張があいまいな文章になりやすい。

　例）「思われる」「〜考えられる」「〜みられた」「〜示唆された」

■ 修飾語や比喩

できるだけ使わない。

▶ 「あまり」「とても」「大変」「本当に」などの修飾語は主観的な表現になりやすいので使わない。

▶ 比喩は、理解が難しい人もいるため、使用には注意が必要である。

6 │ 順 接 と 逆 接

　文章の音調（リズム）を整えるときや、あるいは文脈の流れを変える
ときなどには、接続詞を使用します。接続詞には順接と逆接があります。

1）順接
　前の文脈での主張を踏まえて次の主張をするときに使います。
①付加：前の文章の主張に付け加える。
　　例：「さらに」「そのうえ」「加えて」「なお」「しかも」「かつ」
②言い換え：それまでの内容を言い換えて要約する。
　　例：「つまり」「すなわち」「言い換えれば」「要するに」
③論証：前の文章を受けて理由と帰結を示す。
　　例：「だから」「したがって」「それゆえ」「なぜなら」「よって」
④提示：前の文章を受けて具体例を述べる。
　　例：「具体的には」「例えば」「1つの例として」

2）逆接
　前の文脈のそれまでの主張を転換・制限し、対比的に別の主張として
述べるときに使います。
①転換：前の主張の後に、それに対立する主張を述べる。
　　例：「しかし」「けれども」「ところが」「だが」「にもかかわらず」
②制限：前の主張を制限するように述べる。
　　例：「ただし」「しかし」「もっとも」「だが」「とはいえ」
③対比：前の主張と対比する。
　　例：「ところで」「それに対して」「一方」「他方」「反対に」

11 順接と逆接の例

■ 順接の例

❶ 付加

リハビリテーションとは、病気や障害があっても可能な限りその人の生きる権利を保障し、かつ、社会的生活においてもより良い状態に改善しようとする活動である。

❷ 言い換え

家族をあらゆる面からサポートすることが必要である。すなわち、家族の気持ちを支援し、家族の望むような時間を過ごせるように働きかけることが必要である。

❸ 論証

昨夜から発熱している。それゆえ、本日の入浴は中止とした。

❹ 提示

日常生活動作の自立度の評価を的確に行う必要がある。具体的には、起居動作、移動動作、食事動作、更衣動作、整容動作、トイレ動作、入浴動作、コミュニケーション能力のそれぞれについて自立度の度合いを評価する。

■ 逆接の例

❶ 転換

病院では、必要なときにはすぐに看護を提供することができる。しかし、訪問看護では週に数回、30分から1時間30分の滞在時にしか、直接的なケアを行うことができない。

❷ 制限

この決定は特別な理論的根拠に基づいているわけではない。だが、実用的で妥当なものといえよう。

❸ 対比

インスタント食品は、私たちの生活に欠かせないものとなっている。一方で気をつけなければならないこともたくさんある。

7 | 用 語 の 統 一

　同じ意味を表す単語や表現は、同一文書のなかで統一して用います。例えば同一文書のなかで「患者」「患者さん」「患者様」「Aさん」「対象者」という表現を同じ意味で使ってはいけません。他にも「鈴木さん」「鈴木氏」「鈴木一郎さん」などという表現を同一文書で使わないようにしましょう。同じ人や事柄の表現は終始一貫、統一した意味と書き方をしなければ読み手は混乱します。また、音調（リズム）も悪い文章になります。文書全体で表現に一貫性をもたせることが重要です。

　また、文章表現が微妙に異なるものも統一しましょう。例えば、「見られる」と「見れる」、「食べられる」と「食べれる」、「知る」と「知れる」など、表現が混在しているレポートを見ることがあります。それぞれどちらかの表現に統一しましょう。正しい表現は「見られる」「食べられる」「知る」ですが、若い人の文章ではいわゆる「ら」抜け言葉が普通になりつつあります。

　あるいは「バイタルサイン測定」と「バイタルサイン」という表記が、同じ意味として使用されている例も目にしたことがあります。似た用語であっても、付属する単語によって意味が変わるため注意が必要です。

　これらはいずれも読み手を混乱させて伝わりにくい文章となります。Wordには同一文書中の「●●●」という単語を一括で「○○」に変換する便利な文字置換機能があります。この機能を使うと混在した表現を短時間で統一することができます（p.48参照）。

12 用語の統一

同じ意味を表す単語や表現は、同一文書のなかで統一する。

例 「患者」「患者さん」「患者様」「Aさん」「対象者」
　　　　↓
　　例えば「Aさん」に統一

例 「鈴木さん」「鈴木氏」「鈴木一郎さん」
　　　　↓
　　例えば「鈴木氏」に統一

例 「バイタルサイン測定」「バイタルサイン」
　　　　↓
　　例えば「バイタルサイン測定」に統一

例 「見られる」「見れる」
　　　　↓
　　「見られる」に統一

例 「食べられる」「食べれる」
　　　　↓
　　「食べられる」に統一

例 「知る」「知れる」
　　　　↓
　　「知る」に統一

▶ Wordの置換機能で混在した表現を瞬時に統一できる（p.48参照）。

8 | 推敲と校閲

　推敲は、文書を提出する前に必ず行います。推敲は1回で終わりにせず納得するまで何回でも行います。パソコンで作成した文書はプリントアウトする前に、Wordの「校閲」機能（p.51参照）を使って〔スペルチェックと文章校正〕機能を使用した後に、プリントアウトして推敲するように習慣づけます。パソコン上で推敲することは可能ですが、1枚の紙で全体を眺めながら推敲するほうが効率的です。また、音読しながら確認するほうがより効果的です。谷崎潤一郎は「文章は眼で理解するばかりでなく、耳で理解するもの」であると述べています（谷崎潤一郎『文章読本』中央公論社. 1983. p.38.（中公文庫））。

　推敲の目的は、論理の矛盾点や飛躍している箇所、誤字脱字などを修正することですから、目や耳を使って行うと効果的です。私は、部屋の中を歩き回りながら、声を出し読みながら推敲することがよくあります。耳で聞き、身体でリズムを感じながら行うと案外効率が良いものです。

　推敲するときには、①主題からずれていないか、②段落の分け方は適切か、③主語と述語の対応は正しいか、あるいは、離れすぎていないか、④修飾語と被修飾語の位置は離れすぎていないか、⑤順接と逆接の接続関係は適切か、⑥造語をしていないか、⑦同じ意味の言葉が重なっていないか、⑧助詞の羅列になっていないか、⑨誤字脱字はないか、⑩フォントの大きさは適切か、に注意します。

　この他にも、「より」と「から」を混同した使い方をしていることが多いので気をつけましょう。また、「思う」「思います」を多用すると、読み手に自信がない感じや論理的でない印象を与えるので注意が必要です。

13 推敲の要点

一度書いた文章は時間をおいて、必ず見直してから提出する。

■ 推敲するときのポイント

❶ 主題からずれていないか

❷ 段落の分け方は適切か

❸ 主語と述語の対応は正しいか、あるいは、離れすぎていないか

❹ 修飾語と被修飾語の位置は離れすぎていないか

❺ 順接と逆接の接続関係は適切か

❻ 造語をしていないか

❼ 同じ意味の言葉が重なっていないか

❽ 助詞の羅列になっていないか

❾ 誤字脱字はないか

❿ フォントの大きさは適切か

Mini Column 何回でも書き直す

　私が20代のころの話。尊敬する先生が、「原稿用紙1枚書くのに、狭い私の部屋がまるめた原稿用紙でいっぱいになるのよ」と話された。素敵な文章を書かれている先生の言葉を、当時の私は信じがたかった思い出がある。しかし、それから月日が流れ、私自身が文章を書くようになり、先生が当時話されていたことの意味を理解できるようになった。つまり、論理的な文章を書くには、文才のあるなしではなく、時間と努力が必要であるということをその先生は言いたかったのだと。

3 倫理的に書く

1 倫 理 的 大 原 則

　倫理とは、人としての道ということですから、文章を倫理的に書くとは、人としての道に外れるような文章を書かないということです。

　「看護者の倫理綱領」（日本看護協会、2003年）条文13に「看護者は、社会の人々の信頼を得るように、個人としての品行を常に高く維持する」とあり、看護職は誠実に礼節をもって社会的責任を自覚することが示されています。これは専門職としてレポートなどの文章を書くときも、心しておかなければならないことです。

　倫理に気をつけながら文章を書くためには、他人の意見と自分の意見をはっきりと区別して記述するという習慣を身につけなければなりません。他の人の意見を参考にすることは必要ですし、重要なことです。しかし、他の人が言ったこと（他の人のアイデアも同様です）を、そのまま自分が言ったことのように（自分のアイデアのように）書くのは倫理に反します。

　書籍、雑誌などの印刷されたものやインターネット上の文章を無断でコピーすることも禁止されています。特に、インターネット上に公開されている文章は、いわゆるコピペ（コピー＆ペースト）が簡単にできるので注意が必要です。ただし、出典（その文章の出処）を明記して、正しく引用したり、まとめたりすることは許されています。引用するときの表記の仕方については、p.40を参照してください。

14 倫理的に書く

■ 文章を書くうえでの倫理的大原則

▶ 他人の意見や他人の書いた文章を勝手に、無断で、使わない。

▶ 人としての道に外れるような文章は書かない習慣を身につける。
　↓

▶ そのためには、どんな人の意見やアイデア、仕事に対しても敬意を払う習慣を常日頃から身につけることが必要である。
「これは私の意見、それはあなたの意見……」
　↓

▶ 他の人の意見や書いたものを引用する場合には、出典（出処）を明らかにして人に伝える。
　↓

▶ 他の人のアイデアと自分のアイデアを区別して書く習慣をつくる。

POINT
他の人の意見や文章はよく咀嚼して、十分に考え、自分の意見として、自分の表現として、言語化するという習慣を身につけましょう。つまり、自分の言語で話したり書いたりするということですね！

2 | 研究倫理の基本原則

　臨床の場で研究を行うときには、「研究の対象となる人々への倫理的配慮」と「研究対象者の権利」を理解し遵守することが必要です。

　研究を行う者は、研究の対象となる人々への倫理的配慮として、①善意であること、②悪意がないこと、③誠実であること、④公正であること、⑤真実を伝えること、⑥秘密を保持すること、が必要です。

　同時に、研究対象者が、①不利益を受けない権利、②情報公開の権利、③自己決定の権利、④プライバシー、匿名性、機密性確保の権利をもっていることを自覚し、保証しなければなりません。

　倫理の大原則を遵守したうえで、以下の4点を遵守して研究を行います。

① 個人の尊厳および人権の尊重：具体的には、"対象者に対して十分な説明と了承（文書を用いる）""病院等の施設責任者および所属場所等から了承""研究上不必要な個人情報は収集しない""研究活動の全過程において研究対象者が不利益を被らない"

② 他人の成果を自分のものとして公表しない：具体的には、"文献を引用・参考にした場合には、その文献の書誌情報を明記する""孫引きした文献をそのまま用いない""長文引用や図表転載の場合には、著作権をもつ出版社もしくは原著者の承諾を得る""既存の尺度を用いる場合には、作成者または出版社に許諾を得、その旨を明記する"

③ 研究計画の段階で研究倫理審査委員会等の審査を受ける。

④ データの改ざんおよび恣意的にデータの削除はしない。

15 研究倫理の基本原則

■ 倫理の大原則

1　研究対象者への倫理的配慮

❶ 善意であること
（beneficence）

❷ 悪意がないこと
（non-malfeasance）

❸ 誠実であること（fidelity）

❹ 公正であること（justice）

❺ 真実を伝えること（veracity）

❻ 秘密を保持すること
（confidentiality）

2　研究対象者の権利

❶ 不利益を受けない権利

❷ 情報公開の権利

❸ 自己決定の権利

❹ プライバシー、匿名性、機密
性確保の権利

■ 研究において遵守すること

1　個人の尊厳および人権の尊重

▶ 対象者に対して十分な説明と了承（文書を用いる）

▶ 病院等の施設責任者および所属場所等から了承

▶ 研究上不必要な個人情報は収集しない

▶ 研究活動の全過程において研究対象者が不利益を被らない

2　他人の成果を自分のものとして公表しない（引用に注意）

▶ 文献を引用・参考にした場合には、その文献の書誌情報を明記する

▶ 孫引きした文献をそのまま用いない

▶ 長文引用や図表転載の場合には、著作権をもつ出版社もしくは原著
者の承諾を得る

▶ 既存の尺度を用いる場合にも、作成者または出版社に許諾を得、そ
の旨を明記する

3　研究計画の段階で研究倫理審査委員会等の審査を受ける

4　データの改ざんおよび恣意的にデータの削除はしない

3 │ 引 用 の 扱 い

　引用とは、著作物から文書などの一部または全部をそのまま書き写すことです。しかし、ただ書き写すということではありません。引用の目的は、あるテーマで文章を書くときに、自分の研究や実践がそれまでの他の人の研究や実践とどう相違しているのか、あるいは同様な知見があるのかを、文献を引用しながら明確にしていくことです。

　引用に関しては、著作権法第32条に「公表された著作物は、引用して利用することができる。この場合において、その引用は、公正な慣行に合致するものであり、かつ、報道、批評、研究その他の引用の目的上正当な範囲内で行なわれるものでなければならない」と定められています。

　つまり、引用には定義があって、報道や批評、研究その他の目的に照らして、引用する必然性があり、その範囲にも合理性と必然性があることが必要であって、必要最低限の引用しか認められていません。自分の文章の補強材料として引用するのは認められていますが、引用した文章が主となることは認められていません。量的にも自分の文章より引用部分が多くなるということはしてはいけません。

　また、表記の方法としては、引用部分を「　」でくくるなど、本文と引用部分を明確に区別しなければなりません。引用文を勝手に省略したり、付け加えたり、表現を変えたりしてもいけません。

　引用した文献は引用順に本文の引用箇所に番号を付して明記し、本文の最後に一括して引用番号順に記載します。なお、引用文献の書き方は教育・研究分野によって書き方が異なります。研究雑誌等に投稿する場合には、それぞれの投稿要領に沿って書くことになります。

16 文献を引用する

引用とは

▶ 著作物から、文書などの一部または全部をそのまま書き写すことである。

引用の目的

▶ あるテーマで文章を書くときに、自分の研究や実践がそれまでの他の人の研究や実践とどう相違しているのか、あるいは同様な知見があるのかを、文献を引用しながら明確にすることである。

引用の範囲

▶ 目的に照らして、引用する必然性と、その引用範囲の合理性と必然性が必要である。最低限の引用しか認められていない（著作権法第32条）。

表記の方法

▶ 引用文は原文のまま引用する。引用部分を「　」などで本文と明確に区別し、勝手な変更は許されない。例えば、引用文章中に現在は使用されていない表現があった場合は以下のように表記する。

　　例）「痴呆症（原文のママあるいはママ）の症状として、記憶障害、見当識障害、思考・判断力障害がある」[1]

▶ インターネットから引用した場合、引用元 URL および検索した日付を明記する。

　　例）厚生労働省：平成30年簡易生命表の概況、https://www.mhlw.go.jp/toukei/saikin/hw/life/life18/dl/life18-15.pdf（2019.12.19.）

▶ 複数の著者がいる場合には、筆頭者の後に「他」と書いて共著者の氏名を省略してもよい（ただし、研究論文等の投稿要領で指定されている場合は指定に従う）。

第3章

レポート作成で
最低限活用したい
Wordの機能

注目

- ● Wordの機能を使いこなして、文章を「美しく」「論理的に」「倫理的に」書きましょう。

- ● 書式や体裁が整った美しい文書を作成するために、Wordの便利な機能を最低限マスターしましょう。

- ● 「書式設定機能」「検索と置換機能」「校閲機能」の3つをマスターするとかなり効率的に文章を作成できます。

コンテンツ

1 | 書式設定機能

書式設定は、文書を美しく整える機能です。

1 | レイアウトを決める

　先の p.16 に書きましたが、美しい表記にするために文章を書き始める最初に書式設定を確認します。主に〔レイアウト〕タブの〔ページ設定〕グループボタンと、〔ホーム〕タブの〔フォント〕グループボタンの使い方をマスターしましょう。詳細は p.16 の「書式の設定と文体の統一」を参照してください。レイアウトは、文書作成中や終了後に設定しなおすことも可能です。

2 | 文字を飾る

　文字の装飾機能は〔ホーム〕タブの〔フォント〕グループのボタンを使用します。フォントの種類（MS 明朝、MS ゴシックなど）やフォントサイズ（10.5、11、など）の変更、太文字やイタリック体、下線を引くことなどができます。マウスを近づけると機能の説明がポップアップされるので、いろいろ試してみるといいでしょう。試した後に元に戻すのは（画面 a）を使えば元に戻りますので、どんどん試してみましょう。

3 | ページ番号をつける

〔挿入〕タブの〔ヘッダーとフッター〕グループの〔ページ番号〕ボ

タンをクリックすると、ページ番号の位置やスタイルが表示されます（画面 b）。一度設定すると自動的にページ番号がつきます。表紙などの最初のページに番号を入れたくないときには、ページ番号の書式設定の〔開始番号〕を 0（ゼロ）に設定します（画面 c）。

4 | 文 頭 を 揃 え る

〔表示〕タブの〔表示〕グループにある〔ルーラー〕にチェックを入れると画面 d が表示されます。

1 が左インデント位置を設定します。2 が右インデントの位置を設定します。1 または 2 をクリックして移動したいところまで動かします。文書中の行頭が揃わず字面が悪いのを美しくすることができます。

3 と 4 は段落ごとの移動の調整をします。移動したい段落にカーソルを置きます。そのうえで 3 または 4 をクリックして移動させます。3 は段落の先頭行の左インデントの位置を設定します。4 は段落の 2 行目以降の左インデント位置を設定します。

5 | 段 落 の 書 き 出 し 位 置 を 設 定 す る

〔ホーム〕タブの〔段落〕グループにある〔インデントを増やす〕〔インデントを減らす〕ボタンで、段落の書き出し位置を設定します（画面 e）。

ずらしたい段落（段落ごと移動します）にカーソルを置き、〔インデントを増やす〕ボタンをクリックすると右に一文字分ずれます。つまり、文字列の指定部分の開始位置を右側にずらすことができます。

逆に〔インデントを減らす〕をクリックすると字下げした文字列が 1 文字ずつ解除され、元に戻すことができます。他の文章から強調したいときや案内文などの期日、場所などに注視してほしいときなど、段落を変えるときに便利な機能です。

17 書式設定機能

a 入力した内容を元に戻す

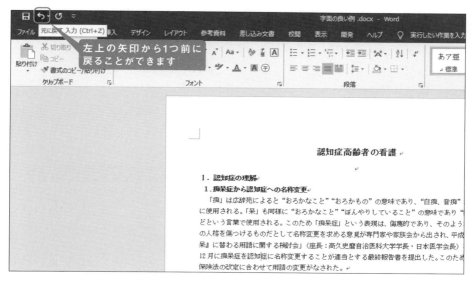

b ページ番号をつける

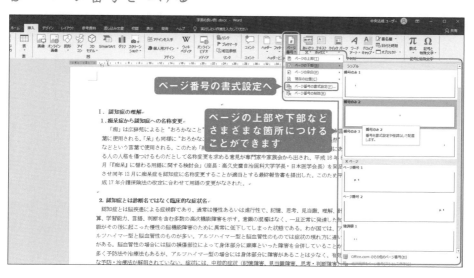

c　ページ番号の開始を0（ゼロ）に設定する

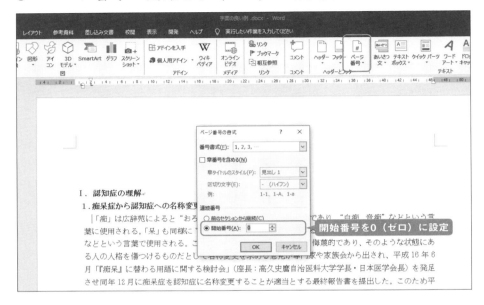

d　ルーラーを活用して文頭を揃える

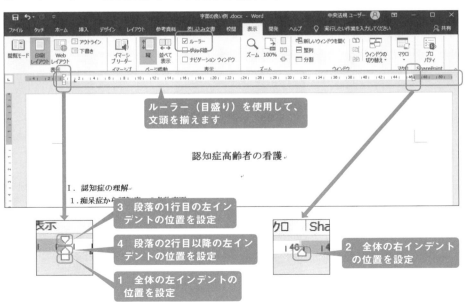

e 段落の書き出し位置を設定する

インデントを増やす前

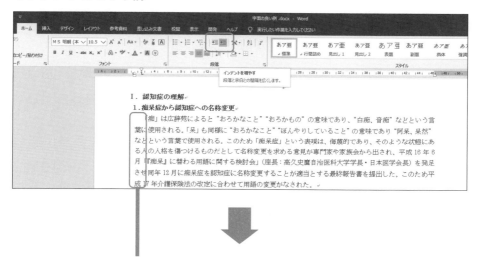

インデントを増やした後

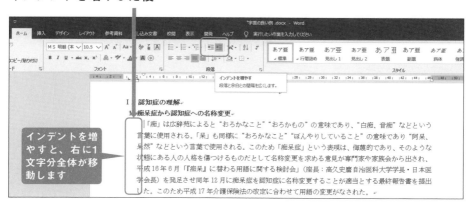

インデントを増やすと、右に1文字分全体が移動します

2 検索と置換機能

　Wordには文書内の特定の語句を探したり、探した語句を別の語句に一括して置き換える機能があります。例えば、レポートを書き上げて推敲の作業に入るときに、「患者」「患児」「A君」と同じ子どもを違う表現にしたことに気がつくことがあります。また、「見られる」と「見える」を混在して記述したかもしれないと不安になることもあります。そのようなときには、最初のページから順に見直すことは時間がかかりますし、枚数が多いと見落としもあるかもしれません。そういったときには、Wordの「検索と置換」機能を活用し短時間に修正することが可能です。

1 検索

　画面aで〔ホーム〕タブの一番右側にある〔検索〕をクリックします。文書の左にナビゲーションウインドウ画面bが開きます。文書の検索というところに探したい語句を入力すると、作成文書中にその語句のある場所がマーカーで表示されます。また、検索したい文字列を入力するスペースの右側にある小さな▼をクリックすると画面cが表示され、高度な検索や置換機能を選択することができます。

2 置換

　〔ホーム〕タブの一番右側にある〔置換〕をクリックします。そうすると画面dが出ます。検索する文字列の空欄に修正前の文字列（例えば"患者さん"）を入れ、置換後の文字列（例えば"患者"）を入れると文書中の該当部分をマーカーで示してくれるので、〔置換〕〔すべて置換〕〔次を検索〕〔キャンセル〕のどれかを選択します。一括で置換したい場合には〔すべて置換〕をクリックすると一瞬で言葉を統一することができます。

18 検索と置換機能

a 検索・置換・選択の活用

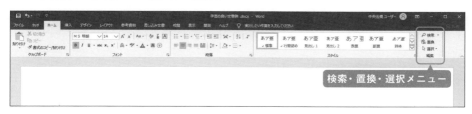

検索・置換・選択メニュー

b 検索のナビゲーションウインドウ

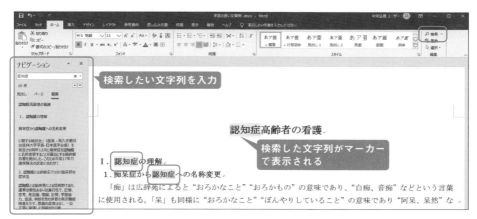

検索したい文字列を入力

認知症高齢者の看護

検索した文字列がマーカーで表示される

c 高度な検索や置換機能

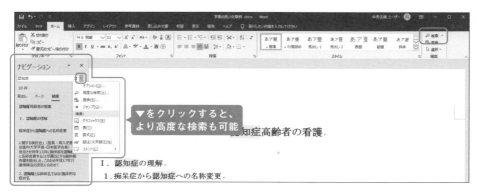

▼をクリックすると、より高度な検索も可能

d 置換

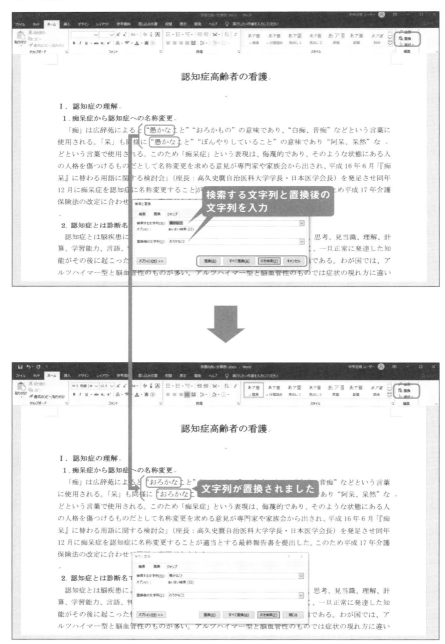

3 | 校閲機能

　ある看護職の研修会で「さあ、皆さんは、今、Wordでレポートを書き終えたとしましょう。そうしたら次にする作業は何でしょうか」と尋ねたところ、「印刷をする」「間違いがないか再度見直す」との答えが返ってきました。これは、残念な答えです。レポートなどの文書を書き終えて一番初めにする作業は、Wordの〔校閲〕タブを開きスペルチェックと文章校正をすることです。

　〔校閲〕タブを開くと〔文章校正〕グループに〔スペルチェックと文章校正〕〔類義語辞典〕〔文字カウント〕の文章を推敲するのに大変便利な機能があります。特に〔スペルチェックと文章校正〕は、文書を作成したらここを開くという習慣をつけましょう。ここをクリックすると文書内のスペルの間違いや文法をチェックして修正候補の一覧が提示されます（画面 a）。それを確認して、〔修正〕するか〔無視〕するかを検討します。文章を書き終えたら、必ず、この機能を使いましょう。〔校正〕機能のチェックに納得すれば〔修正〕し、納得できなければ〔無視〕のボタンを押してください。

　学会抄録など字数制限のある文書は、〔校閲〕の〔文字カウント〕機能を使うと、ページ数、単語数、文字数、段落数、行数などが瞬時に提示されて大変便利です。

　また、文章を推敲する際に、〔変更履歴の記録〕機能を使うと、自分で修正した箇所を後で確認することができます（画面 b）。

19 校閲機能の活用

a 文章の表現やページ数などをチェックする

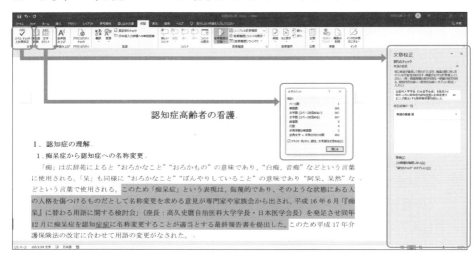

b 変更履歴を記録する

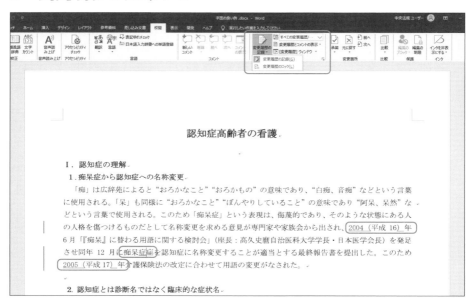

第2部

仕事で使える文章を書く

●提出された書類の内容が不明確だったり、記載者の意見や感想と事実との区別が不明瞭だったり、肝心の重要項目の記載がないということにならないようにします。

●高度に体系化された専門的知識・技術に基づく看護を提供するために、日々の看護実践を研究的にまとめることが必要とされています。

● PowerPoint の最低限の機能を覚えましょう。

第1章

会議録、研修報告書、伝達講習用資料の書き方

注目

- 各種報告書を書くときには、「誰に」「何を」「何のために」「いつまでに」伝えるのかを確認してから記載しましょう。
- 会議録には、決定した事項、合意が得られず継続審議となった事項、今後検討の課題となった事項を明確に記録します。
- 研修報告書（復命書）には、研修で得た成果を明確に記述するとともに現状の改善に活かすアイデアや意見も記載します。
- 伝達講習用資料には、研修概要のみでなく「この成果をどのように活かせると考えたのか」も含めた資料を作成します。

ナースが仕事上で毎日書くのは、患者に関わる「看護記録」です。あらためて言うまでもなく、日々の自分たちの看護の記録として重要なものです。法的な根拠書類ともなりうるものです。そのため、ほとんどの病院や施設では新入職者向けに研修会や説明会などが行われています。

　一方、会議録、研修報告書（病院や施設によっては復命書や出張報告書ということもあります）、伝達講習用資料は、毎日書くものではありません。加えて直接患者に関わらない書類のためか、それらの文書の書き方は臨床で指導されることはほとんどないのが現状でしょう。そのためか、文章の体裁が整わず、内容が不十分な書類を目にすることが数多くあります。

　多くのナースは会議の議事録、研修報告書、伝達講習用資料をとにかく自己流で書いて提出するという傾向があるように思います。その結果、テーマと内容がずれていたり、主述の関係が不明確で言いたいことが不明であったり、誤字脱字が多い書類になるのです。

　そのような粗雑なレポートが提出されると、ベッドサイドでどんなに丁寧な看護を行っていても、その人の仕事の評価は下がってしまいます。A4判1枚程度の文書であっても、自分の仕事の全体の評価につながっていることを自覚しなければなりません。

1 | 会議録

　会議には、組織全体の各種委員会、所属部署ごとの会議、部署内の小会議などがあります。ナースはこれらの会議に出席し、時には会議録の担当になります。

　会議録は、出席者やその会議を欠席した関係者に、その会議で決定した内容や課題を周知するものです。しかし、何が決定事項で、何が次回以降の課題かがはっきりと書かれていない会議録を見ることがあります。これでは会議した時間が無駄になり、組織にとっては大きな損失です。同時に、会議録を書いた人の仕事の評価も落ちてしまいます。

　会議録には基本的な事項として、会議名、日時、場所、出席者、会議内容、次回の日程および場所を記載します。会議内容には会議の決定事項を記載し、箇条書きで書くほうが分かりやすいこともあります。さらに、次回以降の検討課題があれば、記載します。場合によっては、逐語録に近い記録が求められることもあります。

　会議録の担当者は、決定事項は何か、合意を得られたことは何か、を確認しながら会議に臨むことが必要です。会議の途中で、確認が必要な際には発言をして、議長に確認しましょう。メモの取り方を工夫しながら、できるだけ発言者ごとの内容をすべて書き取るようにして、自分の勝手な解釈で、省いたりすることがないようにします。**IC レコーダーなどの録音機器を利用することがありますが、再度録音を聞きながら議事録を作成するのは膨大な時間がかかります。録音機器を使用する場合には、後からの確認に使う程度にしたほうが効率的です。**

20 会議録の書き方の基本

■ 目的

▶ 出席者や関係者に、会議で決定した内容や課題を周知する。

▶ 次回以降の課題や対応、期限などを明確にする。

▶ 決定したメンバーは誰であるかを明確にする。

■ 最低限必要な事項

① 会議名
　・例：○○委員会、○○検討会、○○ワーキング　など

② 日時
　・例：令和○年○月○日14：00-15：00

③ 場所
　・例：○○会議室

④ 出席者
　・出席予定メンバーがあらかじめ決まっている場合には欠席者も記載する

⑤ 会議内容
　・報告事項、協議事項、審議事項の決定事項
　・今後の課題

⑥ 次回の日程および場所

■ 担当時の留意点

▶ 決定事項や合意を得られたことを確認しながら会議に臨む。

▶ 自分の勝手な判断で、取捨選択してメモを取ってはいけない。

▶ 録音機器の利用は、再度録音を聞きながら作成するには膨大な時間がかかるため、お勧めできない。後からの確認に使う程度にしたほうがよい。

21 会議録の例1

第7回　看護部会議　会議録

・日　　時：令和元年11月18日（月）15：00〜16：00 ← 開始と終了の時間を明記
・場　　所：大会議室
・出席者：斉藤、田中、小林、池田、川野、田沼、西川、山崎、野田、高橋、伊東、佐藤、十坂、渡部
　　　　　メンバーが決まっていない会議では出席者のみを書く
・欠席者：野口　メンバーが決まっている会議では出席者と欠席者を書く
・書　　記：渡部

【議題】
提案者を明記
1．来年度新入職員教育研修計画について
　　教育研修委員会委員長（小林師長）から来年度新入職員の教育研修計画について資料に基づき説明があった。池田・川野師長から、全体集合研修と病棟での一部の研修内容との整合性について検討が必要という意見が出され、次回の会議で再度検討することとなった。
誰からの意見か明記

口頭か資料に基づく説明かを明記

2．院内クリスマスコンサートについて
　　田中副部長から来月開催される恒例のクリスマスコンサートの計画について、資料に基づき説明があった。計画内容については了承され、各病棟から準備員として2名を決め、来週金曜日までに田中副部長に報告することとなった。当日は多数の職員が参加協力してほしいとの要請があった。
会議後に提出物などがある場合は、誰に、どこに、いつまでに提出するか明記

【報告】
1．消耗物品の請求について
　　田中副部長から年末年始の物品請求について、例年どおり来月は早めの請求を出すよう依頼があった。
2．感染予防研修会について
　　感染対策委員会委員長（池田師長）から、ノロウイルスの勉強会が11月22日（金）18：00から予定されているため、多くの職員に参加してほしい旨の報告があった。
3．看護学生実習について
　　教育研修委員会委員長（小林師長）から、1月と2月の厚生看護学校1年生の基礎実習の受け入れについて資料に基づき説明があった。スタッフのご協力をお願いしたいことと、今回の学生は初めての病院実習のため、実習要綱をよく読んで対応していただきたいと説明があった。

＊次回会議　12月16日（月）15：00から　中会議室
次回の会議日程および場所は必ず書く

22 会議録の例2

第12回　褥瘡対策委員会

日　時	令和2年2月5日　14：00〜15：00
場　所	大会議室
出席者	田中花、小林美樹、斉藤智子、池田敏子、渡部美智子、川野明子 田沼友子、西川みどり、山崎真理、佐藤久子、野田雅夫
欠席者	野口栄一
会議内容	**令和元年度の活動報告**　資料あり 　委員長から資料に基づき以下の報告があり了承された。 ① ポジショニングについての勉強会（10月2回実施） ② 体位変換用の枕の設置（全病棟終了） ③ 褥瘡対策チームによるラウンド・ミーティング（1回／月） ④ 褥瘡発生状況の把握、要因分析、対策の検討 **令和2年度の課題について** 　令和元年度の活動評価に基づき協議した結果、以下の3点が令和2年度の課題として了承された。 ① 褥瘡の発生率を減らし、治癒率を上げる ② マニュアルを見直し、改定版を作成する ③ 褥瘡対策チームによるラウンド・ミーティング（1回／月）の時間調整
次回会議日程および場所	令和2年3月6日　14：00〜15：00　大会議室

メンバーが決まっていない会議では出席者のみを書く

メンバーが決まっている会議では出席者と欠席者を書く

資料の有無が分かるように書く

箇条書きで良い場合には、決定事項だけを簡単に書く

箇条書きで良い場合には、決定事項だけを簡単に書く

2 | 研修報告書（復命書）の書き方

　ナースは専門職です。専門職の条件の１つは、生涯にわたって学習し続けることです。日本看護協会の「看護者の倫理綱領」条文８には「看護者は、常に、個人の責任として継続学習による能力の維持・開発に努める」と明記されています。

　ナースは健康や疾病に関わる保健・医療・福祉などのさまざまな分野で仕事をしながら、日本看護協会（都道府県看護協会も含む）が実施する研修会や看護系学会等に参加し、継続的な学習を積み重ねています。これらの外部研修などの多くは、施設からの出張命令という形になっています。もちろん休日を使って自己研鑽に励んでいるナースもいますが、出張命令で参加した場合には、その外部研修のプロセスや内容・結果について研修報告書を作成し、提出することになります。

　研修報告書には、基本的な事項として、報告年月日、所属、職名、氏名、研修会名、講師名、出張先、研修概要、感想、意見、提案について記載し、研修の際に配布された資料などを添付します。

　研修報告書は上司に自分の看護への姿勢や洞察力、さらには組織への帰属意識を示す絶好のチャンスと考え作成しましょう。上司はこの研修で職員が何を得てきたのかという視点で読みますから、自分がどう考え、どう思ったのかを率直に書くことが重要です。

　また、報告書の提出は、研修後遅くとも２週間以内には済ませるように心掛けましょう。社会人の仕事の評価はその仕事内容はもちろんですが、相手を待たせない対応がその人の評価を左右することが多いということも覚えておきましょう。

23 研修報告書の例

研修報告書（復命書）

報告日　令和元年10月7日

所属	看護部6B病棟	職名	看護師
氏名	酒井芙美子		
件名（研修会名）	〔正式名称を書く〕 実務者研修（リーダーシップ研修）		
出張先	健康の森研修ホール	出張日 9月28日〜29日（2日間）	
講師名	関東平和大学看護学部教授　濱田良一先生		

研修概要

研修の内容（項目）と、その展開方法を明記

1日目　リーダーシップの機能と役割
　　　　リーダーに求められる資質と能力
　　　　対人関係とコミュニケーション
　　　　職場におけるリーダーシップ

> 具体例を述べながらの講義でした。

> 読み手が、研修全体の内容や流れをイメージできるように書く

2日目　問題解決の基本を考える
　　　　グループワーク
　　　　全体発表
　　　　講評

> 講師による講義の後、グループワークを行い発表し、最後に先生の講評がありました。

感想 意見 提案

感想のみにせず、次にどう活かすのか、具体的な提案を明記

　本研修において、リーダーシップをとることの重要性や組織における教育環境の大切さを学びました。特に、メンバーが話しやすい、相談しやすい環境設定をすることが重要だと思いました。自分は今まで、あまりそのような環境設定については考えてきませんでした。今後は、自分の病棟でどのような環境設定をすることが必要かを考えていきたいと思います。
　環境設定の方法について、チームリーダーと主任・師長の4人に、今回の研修で学んだこと・考えたことを報告して、病棟での具体的な取り組みについて相談したいと思います。
　病院全体での伝達講習では、リーダークラスの人たちを対象にしていただきたいと思います。

添付資料

あり、なしを明確にする

1日目の講義資料を添付

3 | 伝達講習用資料

　ナースは継続教育としての研修を、自分の施設外で受ける機会があります。しかし、一施設から同時に複数のナースを研修に出すことができる人員に余裕のある施設は少ないでしょう。そのため、施設外で研修を受けたナースが、施設内で他のスタッフに研修成果を伝達する研修会を開催することがあります。このような研修会を「伝達講習」と呼びます。

　伝達講習の目的は、外部研修での成果を施設全体で活用することにあります。そのため、外部研修を受けてきたナースが、他のスタッフに研修内容をそのまま伝えるのではなく、研修の成果と自分の施設への適用方法までを言及するものでなければなりません。さらに、伝達講習の対象者を誰にするのかを上司とよく相談して決めなければなりません。つまり、スタッフ全員に広く理解してほしい内容か、特定のスタッフに伝達して十分に理解をしてもらったうえで各部署の状況に応じて個々のスタッフへ浸透させるかなど、対象を誰にするのか上司と相談して決めましょう。そのうえで研修内容を吟味して、資料を作成します。

　伝達講習では、研修会で配布された資料などを効果的に活用し、要領よく説明します。つまり、研修会で配布された資料を使うだけではなく、新たな資料の作成や PowerPoint で説明するなどの工夫が必要です。伝達内容には、研修概要のほかに、新たに得た知識や今後この組織でどう活かしていくのかなどが必要です。必要に応じて研修会場や参加者の様子を写真で見せることもあります。その研修会で、何を学んできて、今後、自分の組織の改善に向けてどう活かせるのかが伝わるような伝達講習用資料の作成をしましょう。

24 伝達講習用資料の準備

伝達講習および資料の目的

▶ 伝達講習は、外部研修での成果を施設全体で活用するために行う。

▶ 伝達講習は、他のスタッフに研修内容をそのまま伝えるのではなく、研修の成果と自分の施設への適用方法までを言及するものでなければならない。

▶ 伝達講習を行う際は、対象者を誰にするのかを上司とよく相談して準備しなければならない。そのうえで研修内容を吟味して、資料を作成する。

▶ 伝達講習用資料は、その研修会で、何を学んできて、今後、自分の組織の改善に向けてどう活かせるのかが伝わるようなものを作成する。

最低限必要な事項

① 研修会名
② 研修参加者の状況
③ 研修概要（研修プログラムも含む）
④ 新たな知識や技術として学んだこと
⑤ 自分の施設や所属部署での応用の可能性と、実現のための具体的計画について
⑥ 研修を終えての感想

留意点

▶ 配布資料

・A4判1枚に研修会の概要などをまとめたものとする。

・研修会で配布された資料や研修会で紹介されて後日手に入れた資料などで、各々の部署で活用してほしいものとする（資料枚数が多くなる場合は、各部署に1部配布でも良い）。

▶ 報告資料

・可能な限り視覚的に分かる資料とする（PowerPoint を使用すると良い）。

・研修会等の会場や会場風景などを写真撮影が可能であれば撮っておき、研修会名および日程とともに最初に紹介する。研修会近くの桜や紅葉などの写真を入れるのも良い。これは、出席者に研修会内容を説明する際に興味を引く導入となる。

・PowerPoint は、研修会の進行順で時系列に沿った形でも、得られた知見や課題別に整理した形で作成しても良い。

▶ 報告時間および学習環境の設定

・伝達講習の参加対象者は、上司と相談して場所や時間を設定する。

・講習時間は概ね 1 時間から 1 時間半を目途にする。

・伝達講習の内容に合わせて、会場の椅子などのセッティングをする（効果的に学習してもらうための環境設定は重要）。

・気分を変えるという観点から、できれば白衣ではなく、私服で報告する。

POINT

Word では自分が撮った写真を容易に挿入でき、さまざまな加工ができます！研修会の会場や周辺の様子など、撮影が可能であれば自分で撮って入れると、興味を引くものになります。是非、試してみてください！

25 伝達講習用資料の例

『褥瘡予防対策とケアの質向上を考える』研修会報告

5Ａ病棟看護師　田○△子

1．研修会概要
　　◇　研修日時：令和元年12月2日（月）9時〜16時
　　◇　研修場所：○△県看護研修センター
　　◇　研修参加者：病院看護職60名程度（褥瘡対策委員等で褥瘡対策を中心に行っている
　　　　　　　　　　看護職、認定看護師および役職者は除く）
　　◇　研修会講師：○△大学看護学部准教授　○○△子先生
　　　　　　　　　　×○大学工学部講師　×△△夫先生
　　◇　研修プログラム：　9：00−10：20　褥瘡予防のスキンケア（講義）
　　　　　　　　　　　　　10：30−12：00　スキンケアの実際（演習）
　　　　　　　　　　　　　13：00−14：20　体位変換と体圧分散（講義）
　　　　　　　　　　　　　14：30−15：40　褥瘡の評価とケアの実際（講義・演習）

2．スキンケアについて
　　講義・演習での主なポイントは、以下のとおりであった。
　　①○○○ ------------
　　②○○○ ------------
　　　┊

3．体圧分散について
　　講義での主なポイントは、以下のとおりであった。
　　①○○○ ------------
　　②○○○ ------------
　　　┊

4．褥瘡の評価法について
　　講義・演習での主なポイントは、以下のとおりであった。
　　①○○○ ------------
　　②○○○ ------------
　　　┊

5．本院でのこれまでの褥瘡対策の課題を踏まえた、研修での成果の活用について
　　○△× ------------

6．終えての感想および意見
　　○△× ------------

第2章

学会報告

注目

- ●「看護者の倫理綱領」（日本看護協会, 2003年）には、次のように明示されています。

  条文10 「看護者は、より質の高い看護を行うために、看護実践、看護管理、看護教育、看護研究の望ましい基準を設定し、実施する」

  条文11 「看護者は、研究や実践を通して、専門的知識・技術の創造と開発に努め、看護学の発展に寄与する」

- ● 常にその対象に合わせて、高度に体系化された専門的知識・技術に基づく看護を提供するために、日々の実践を研究的態度で省みることや、文献等に紹介される新しい知見をケアに反映させる努力が大切です。

- ● 研究結果を学会報告にまとめる際のポイントは、①分かりやすく論理的で正確な文章を書く、②理解しやすい図表を作成する、③結果を客観的に述べる、④関連文献を整理する、です。

1 | 看護研究への取り組み

　「看護者の倫理綱領」では、条文10「看護者は、より質の高い看護を行うために、看護実践、看護管理、看護教育、看護研究の望ましい基準を設定し、実施する」、条文11「看護者は、研究や実践を通して、専門的知識・技術の創造と開発に努め、看護学の発展に寄与する」と明示されており、看護研究を行うことでより質の高い看護を目指すように定めています。

　つまり、ナースは専門職としては当然のことですが、高度に体系化された専門的知識・技術に基づく看護を提供するため、常に新しい専門的知識の獲得と技術の向上と開発に努めなければなりません。これを実現させる1つの手段として、看護研究を継続して行うことが必要となります。

　一般に研究とは、問題となる主題や事柄にまつわる真実や本質を学問的に探究することであり、疑問や未知の現象を明らかにするために科学的方法を用いた組織的探究のことをいいます。具体的には、「これは、本当にそうなのだろうか？」「これは、どうしてこうなるのだろうか？」「これ（この現象）は、どういう意味なのだろうか？」「これとこれとの関係はどのようになっているのだろうか？」などの疑問から研究は始まります。これを、リサーチ・クエスチョン（以下，RQ）といいます。RQは、常にあらゆる事柄や事象に対して“創造的であること”“批判的に見ること”“分析的に考えること”“冷徹に見ること”“常に自分自身を省みること”“常に新しい情報に接すること”といった姿勢がなければ生まれません。

　看護研究はその対象が看護活動に関する現象であり、科学的方法を用

いた組織的な探究です。看護研究を始めるときには、実践で感じた漠然とした期待・願望・疑問をできるだけ多く書き出し、他の人とフリーディスカッションをすることで、最初の RQ を整理していきます。次に、その RQ が研究として取り組めるか否かを吟味するために、既存の研究成果や問題点を文献などにあたって明確にし、研究方法についても検討します。このようなプロセスを経て RQ が明確になり、その課題が研究として取り組めそうだと判断したら、研究テーマを設定して、さらに研究テーマに関連する文献を再度検討し、研究計画書を書きます。

　研究計画書には、どのような研究方法をとるのか、どのような研究対象か、結果をいかにまとめるのか、測定方法と用具はどのようなものにするか、研究予算はあるか、研究協力者はいるか、研究の場所はどこにするか、倫理的配慮は適切か、研究期間はどのくらいか、文献や既存資料はあるか、どこで発表するのかなどを記載します。

　研究計画書を作成したら、必ず所属している組織の倫理審査委員会などで研究倫理が担保されているかどうかの審査を受けます。組織によっては、このような仕組みのないところもありますので、そのときには必ず責任者の許可をもらってから研究を始めます。

　看護は実践の科学です。さらに、私は総合科学でもあるとも思っています。それゆえ、実践の場で行われる研究は、知識そのものに価値があるのではなく、研究で新しく得られた知見が専門職として看護を向上させるものでなければ意味はありません。

26 看護研究への取り組み

■ 研究を行うための心得

ナースは高度に体系化された専門的知識・技術に基づく看護を提供するため、常に新しい専門的知識の獲得と技術の向上と開発に努めなければならない。これを実現させる1つの手段が、看護研究である。

■ 研究とは

▶ 研究とは、問題となる主題や事柄にまつわる真実や本質を、学問的に科学的方法を用いて組織的に探究することである。

▶ 看護研究は、その対象が看護活動に関する現象であり、科学的方法を用いて組織的に探究することである。

■ 研究計画書の作成

▶ 看護現象の何を明らかにしたいのかを明確にする

↓　文献検索・検討

研究テーマを設定する　←文献検索・検討

↓

研究計画書を書く

▶ 研究計画書に最低限必要な内容

研究タイトル、研究動機・背景、研究の意義、研究目的、研究方法、分析方法、研究期間・場所、倫理的配慮、資源：協力者、協力を得る専門家、予算、機材、発表方法　など

2 | 学会抄録（アブストラクト）の書き方

　臨床での研究成果を学会で発表する場合、多くは事前に抄録（アブストラクト）を提出します。抄録の査読がない学会では、抄録を提出した後はすぐに発表の準備に取り掛かります。査読のある学会では、抄録は審査の対象となって、そのまま採択となったり、修正を求められたり、時には受理されないこともあります。抄録の書式は、学会ごとに規定があるのでそれに従って書きます。

　私は学会抄録の査読の経験から、論旨が一貫していない抄録、倫理的に問題があると思われる抄録、客観的事実の乏しい抄録、さらには主述の関係等が不明確で日本語として通じない抄録があることが分かりました。苦労して実施した研究が読み手に伝わらなければ意味がありません。**伝わる抄録を書くこと、査読に耐える抄録を書くことが必要です。**

　看護系学会の抄録では、研究課題名、研究目的、研究方法、倫理的配慮、研究結果、考察、結論の順で書くのが一般的です。抄録の字数制限は、2000字程度で2段組、A4判1枚というものが多いようです。

　研究課題名には、何をどのように研究するのかが分かるように、簡潔で研究のキーワードが入った情報量の多いものにします。

　研究目的には、研究が目指すゴールを記述します。つまり、明らかにしたいことや探求したいことを記述します。字数に余裕があれば、研究背景や先行研究の知見、研究の意義などを含めて書くこともあります。

　研究方法には、研究対象、研究の具体的方法、分析方法、研究期間などを記述します。文章は過去形にします。

　倫理的配慮（p.38参照）には、個人情報の取り扱いや研究対象者から同意を得られていることなどを慎重に記述します。例えば、個人情報

の記述として、「70歳代女性　脳梗塞　要介護3」では個人は特定されません。また、病院や病棟名も「Ａ精神科病院」「Ｂ大学病院Ｃ病棟」などとして抄録の内容を理解するために必要な情報だけにします。研究結果に影響しない個人情報などは、記述しないようにします。研究への同意については、研究対象者に研究目的、方法、期待される結果、研究対象者にとっての研究協力に関する利益・不利益を伝えたうえで、同意を得たことを明確に記載します。研究倫理委員会の承認を受けたときには、承認番号も記載します。

　研究結果には、収集されたデータの分析結果を要約して記載します。特に研究目的との関連性を意識しながら記載し、見やすいように図や表にまとめる工夫をします。ただし、字数制限があるため、図表を入れるときは1枚程度にしましょう。図表を入れた場合には、その図表に沿って結果を記述していきます。ここでの文章も過去形にします。

　考察には、結果で示したデータが何を意味しているかを論理的に解釈して記載します。研究目的に照らして、そこからぶれない書き方をしましょう。また、考察はあくまでも結果から導かれるものであり、結果に述べられていない事柄や憶測で意見を述べないようにします。臨床のナースなどの実践者は、現場をよく知っているがゆえに、結果を無視して、自分の思い込みで事実を解釈することが比較的多いように思います。

　結論には、研究目的と得られた結果を簡潔に記載します。さらにこの研究結果から生じてきた今後の課題について記載します。

　文末に記載する文献は、字数制限があるため一般的には記載しません。また、謝辞は必要ありません。

27 学会抄録の例

病院看護師の生涯学習に関する○○○

キーワード：生涯学習、病院看護師
○水△×子[*1]、多×△子[*2]、田○×江[*3]
(*1 ○×大学　*2 △県看護協会　*3 ○県立△病院)

1. 目的
　病院看護師の生涯学習に関する先行研究には、○○○などがある。それらの中で、△△△などの指摘がある。そこで、本研究では看護師の生涯学習ニーズとその充足の状況を○○○○○○にし、○○○ことを目的とした。

2. 方法
　○×県内の全病院50施設に事前に調査協力依頼を行い、同意の得られた看護職を対象に調査票を郵送した。
　調査票は、○○大学が平成××年に△県において行ったものを使用した。主な調査項目は、○、○、○である。
　調査期間は令和○○年△月－×月である。
　回収した調査票は3000部。本報告では、○○○を分析の対象とした。なお、分析には、○○を使用した。

3. 倫理的配慮
　調査票は無記名であり、調査票に回答しないことで不利益をこうむらないこと、調査票の返送をもって同意とすることなどを記した文書と返送用の個人封筒を添付して配布した。なお、本研究は○○研究倫理委員会の承認を得て実施した（No. ○）。

4. 結果
1) 対象者の概要：年齢は、○○ -------。
2) 業務に対する姿勢：仕事と生活の両立については、○○

○○ -------。

3) 生涯学習の状況：継続中の者は、○○○ -------。
4) 将来の希望：大学院への進学希望は、○○。

5. 考察
　希望する学習の分野に関しては、○○○

　生涯学習の経験のある者と○○○

　さらに、○○。

6. 結論
　本研究の目的は○○○○○○○○○○○○○○○○○○○○○○○○○○○であった。本研究の結果、以下のことが明らかに○○○。

タイトルは、何をどのように研究するのかが分かるように簡潔に書く。キーワードを入れると理解しやすい。

研究目的は、明らかにしたいことや探求したいことを書く。つまり、研究が目指すゴールを書く。字数に余裕があれば、研究目的に関する背景を簡潔に書く。

研究方法は、研究対象、具体的方法、分析方法、研究期間などを書く。

考察は、結果で示したデータが何を意味しているのかを論理的に解釈して書く。考察はあくまでも結果から導かれるものであり、研究目的に照らしつつ、そこからぶれないように書く。自分の思い込みや憶測や推測をしない。

倫理的配慮は、個人情報や研究対象者への研究への同意などを慎重に書く。研究倫理委員会の承認を受けたときは、承認番号も記載する。

研究結果は、収集されたデータの分析の結果を要約して書く。研究目的との関連を意識して書く。必要に応じて図表を入れる。ただし、枚数は大きさにもよるが1枚程度とする。

結論は、研究目的と得られた結果を簡潔に書く。字数に余裕があれば、今後の課題についても書く。

POINT

学会抄録の一般的な構成は、研究目的、研究方法、倫理的配慮、結果、考察、結論です。しかし、学会によって異なるので投稿前に十分確認しましょう。

3 | 図表の書き方

　研究結果を分かりやすく提示するためには、図表を効果的に作成します。図表は、見やすく、読む人に意味が分かるように作成します。**文章を読まなくても、図表を単独で見て意味が分かるような体裁にします。**

　また、図表は、本文に出てくる順に、それぞれ通し番号とタイトルをつけます。このとき、**図表のタイトルと本文に書かれた図表のタイトルの表記が異なることのないように注意します。**時々、本文の図表のタイトルと微妙に言い回しが異なる表記になった図表のタイトルを見ることがあります。査読をする側は、このような抄録に出会うと研究報告そのものが信じられなくなりますので注意しましょう。なお、**一般的には、表のタイトルは表の上部に、図のタイトルは図の下部に書きます。**

　図表は、研究目的に照らして、そこからぶれないようなものを作成します。図は、凡例と軸ラベルを必ずつけるようにして、直感的に理解しやすいように作成します。また、図を複数作成して比較する場合には、それぞれの図の縦軸の目盛の間隔と最大値・最小値を揃えると、読む人が分かりやすくなります。さらに、数値の単位にも気をつけるようにしましょう。表は、必ず項目名をつけて分かるように心掛けましょう。

　文章を書いてから図表を書く人がいますが、必要と考えられる図表を先に書いてから、文章を作成します。ただし、**なんでも図表にするのではなく、研究目的に沿って、明らかとなったことを図表にします。**もちろん、文章を書いてから図表を修正したり、追加したりすることは大いにあります。図表の作成は1回で済むことはありませんので、何回でも書き直しましょう。

28 図・表の作成の仕方の基本

図作成上の一般的注意

▶ 図中の数値や記号の意味は、本文を読まなくても理解できるように図中または図注で説明する。

▶ 折れ線グラフ、棒グラフ、散布図など適切な形式を選択する。

▶ 折れ線グラフは、連続的に変化する独立変数（横軸）に対応する従属変数（縦軸）の変化を示す場合などに用いられる。

▶ 棒グラフは、一般的に非連続なカテゴリーに分類される群の比較などに用いられる。

▶ 散布図は、変数間の関係を示す場合などに用いられる。

表作成上の一般的注意

▶ 数字は小数点の位置、小数点以下の桁数を揃える。

▶ 数値の単位は、数値が縦に並ぶときはその数値に関する見出しの下、横に並ぶときには見出しの右に書き入れる。

▶ 表中の数字がすべて1以下の場合（例えば相関係数）は、0をつけずに .89のように小数点以下のみを書くと分かりやすい。

▶ 表中の線（縦罫、横罫）はできるだけ少なくして、その代わりに適当にスペースをとる。特に縦罫は最小限として斜線は用いない。左右の端に囲むように縦線を入れない（左右はオープンにする）。

▶ 表中に略語・記号を用いるときは、各表に注記をつける。

▶ 注の符合は [a) b) c)] などの上付き文字を順に用いる。アスタリスク（* ** ***）はそれぞれ5％　1％　10%の統計上の有意水準を示すときに用いる。数値の右肩に示し、表の下部にその旨を示す。

29 図の作成例

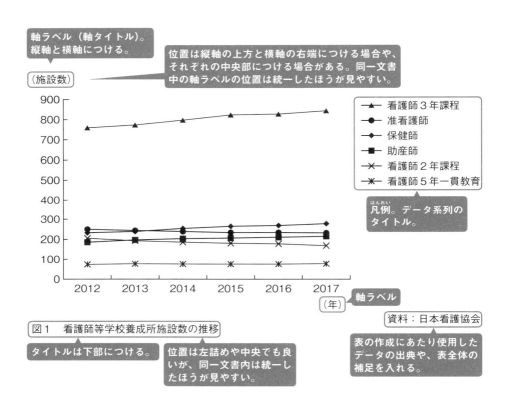

軸ラベル（軸タイトル）。
縦軸と横軸につける。

位置は縦軸の上方と横軸の右端につける場合や、
それぞれの中央部につける場合がある。同一文書
中の軸ラベルの位置は統一したほうが見やすい。

（施設数）

凡例（はんれい）。データ系列の
タイトル。

軸ラベル
（年）

図1　看護師等学校養成所施設数の推移

タイトルは下部につける。

位置は左詰めや中央でも良
いが、同一文書内は統一し
たほうが見やすい。

資料：日本看護協会

表の作成にあたり使用した
データの出典や、表全体の
補足を入れる。

30 表の作成例

タイトルは上部につける。 位置は左詰めや中央でも良いが、同一文書内は統一する。

表5 施設外研修を受けやすくするための条件 (複数回答) N=93

必要な条件	人数	%
日勤スタッフの確保ができること	62	67.7
研修受講料の自己負担が少ないこと	49	52.7
公務扱いになること	41	44.1
他のスタッフの協力があること	40	43.0
勤務評価に反映されること	35	37.6
研修について相談できる体制があること	17	18.3

左右には縦線を入れないで開ける。オープンにする。

小数点の位置と小数点以下の桁数を揃える。

表2 日常の活動状況

人数（%）

質問項目		全体 381名	A地域 135名	B地域 131名	C地域 115名	3群間 の比較
日常生活行動	病人の見舞いに行く	346(90.3)	116(85.9)	123(93.2)	107(92.2)	ns
	健康記事に関心	337(88.0)	114(84.4)	126(95.5)	97(83.6)	＊
	日用品の買い物できる	335(87.5)	113(83.7)	121(91.7)	101(87.1)	ns
	新聞を読む	333(86.9)	110(81.5)	126(95.5)	97(83.6)	＊＊
	預金・貯金の出し入れ	329(85.9)	108(80.0)	126(95.5)	95(81.9)	＊
	請求書の支払ができる	324(84.6)	107(79.3)	122(92.4)	95(81.9)	＊
	一人で外出できる	316(82.5)	105(77.8)	110(83.3)	101(87.1)	ns
	食事の用意できる	312(81.5)	106(78.5)	113(85.6)	93(80.2)	ns
	若い人に話し掛ける	307(80.2)	102(75.6)	115(87.1)	90(77.6)	ns
	年金などの書類記入	306(79.9)	95(70.4)	118(89.4)	93(80.2)	＊
	友達の家を訪問	301(78.6)	111(82.		(75.9)	ns
	家族や友達の相談	296(77.3)	101(74.		71.6)	ns
	本や雑誌を読む	277(72.3)	87(64.		68.1)	＊
外出頻度	ほとんど毎日	174(45.4)	42(31.1)	86(65.2)	46(39.7)	＊＊
	週2～3回程度	97(25.3)	34(25.2)	26(19.7)	37(31.9)	
	週1回程度	29(7.6)	10(7.4)	6(4.5)	11(9.5)	
	月2～3回程度	21(5.5)	12(8.9)	6(4.5)	3(2.6)	
	ほとんど外出しない	10(2.6)	7(5.2)	1(0.8)	2(1.7)	
	月1回程度	4(1.0)	3(2.2)	0	1(0.9)	
	無回答	48(12.5)	27(20.0)	7(5.3)	16(13.8)	
健康の習慣	朝食を毎日食べる	309(80.7)	103(76.3)	120(90.9)	86(74.1)	＊
	適切な睡眠をとる	267(69.7)	92(68.1)	98(74.2)	77	
	喫煙をしない	214(55.9)	70(51.9)	90(68.2)	54	
	過度の飲酒をしない	201(52.5)	65(48.1)	82(62.1)	54	
	適正体重を維持する	186(48.6)	55(40.7)	82(62.1)	49	
	定期的に運動をする	116(30.3)	39(28.9)	51(38.6)	26(22.4)	ns
	間食をしない	93(24.3)	30(22.2)	46(34.8)	17(14.7)	＊＊
町内会地域の役割	ある	77(22.2)	16(12.4)	34(27.9)	27(28.1)	＊＊
	時にあることもある	60(17.3)	21(16.3)	27(22.1)	12(12.5)	
	ほとんどない	40(11.5)	16(12.4)	10(8.2)	14(14.6)	
	ない	170(49.0)	76(58.9)	51(41.8)	43(44.8)	

小数点の位置と小数点以下の桁数を揃える。

左右には縦線を入れないで開ける。

注）表中の人数（割合）は各質問項目の肯定回答数である。
＊＊ P<0.01 ＊ P<0.05   ns:not significant

注は表の下部に書く。

4 | PowerPoint で伝える

1 | PowerPoint を便利に使う

　PowerPoint は学会や会議などのプレゼンテーションでよく使われる
ソフトウエアです。Word でも図表の挿入はできますが、PowerPoint
のほうが配置の自由度が格段に良いので、研修会のチラシ、院内掲示の
ポップや実習生用のウエルカム・ボード、退院指導用リーフレット等の
作成にも活用できます。「視覚的に伝える」力が強く、図解や動的な資
料も作成できるため、日頃から使い慣れておくことが大切です。

　学会用の PowerPoint を作成する際には、まず学会の発表規定を確認
します。発表時間が10分であれば、PowerPoint の作成枚数は表紙を除
いて10枚にすると余裕ができます（原則1枚1分）。学会では発表者が
USB を持参し、学会が用意したパソコンを使用しますので、事前に使
用される PowerPoint のバージョンを確認する必要があります。フォン
トの指定やアニメーション機能、音声等の使用に関する事項が規定され
ていることがありますので、事前に確認しましょう。

　また、PowerPointには便利な「発表者ツール」という機能があります。
発表者ツールは、〔スライドショー〕タグの〔モニター〕グループの〔発
表者ツールを使用する〕をチェックします（画面 a）。その後に左端の
〔最初から〕をクリックするとスライドショーが開始されます。発表者
ツールを用いると、現在映し出されているスライドの下に、レーザーポ
インターや拡大・縮小などのアイコンが表示され、右側には次のスライ
ドと、現在のスライドのノートが表示されます（画面 b）。この発表者
ツールは発表の強力な味方となるため、ぜひ覚えておきましょう。なお、
使用不可の場合もありますので、事前に確認しましょう。

31 PowerPoint を便利に使う

a 発表者ツールを活用する

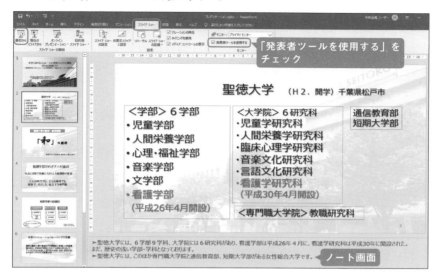

b 発表者ツールを用いた場合の画面表示

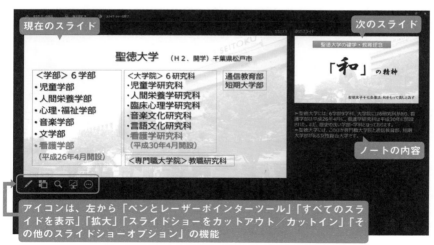

2 | アウトラインを決めてからスライドを作成する

1) いきなり起動させない

　PowerPoint でスライドを作成するときには、いきなり PowerPoint を起動して作成を始めないでください。まずは作成枚数を決めて、全体のスライド構成を決めます。文章を書くときと同じですね。表紙、背景、目的、方法（対象、方法、期間等）、結果、考察、結論などを紙に書いて整理して、スライド枚数を決めてから PowerPoint を起動させます。

2) 新規スライドを作成する

　準備ができたら PowerPoint のアイコンをクリックします。画面 c のホーム画面が表示され、〔新しいプレゼンテーション〕を選ぶと画面 d が表示されます。

　最初、左側の画面には、スライドが 1 枚だけ表示されています。リボン上の〔ホーム〕タブの〔スライド〕グループにある〔新しいスライド〕をクリックすると、スライドは何枚でも増やすことができます（画面 e）。リボンの上端には〔ホーム〕〔挿入〕〔デザイン〕〔画面切り替え〕などのタブがあり、クリックすると表示内容が変わります。それぞれのタブには似たような編集作業を行う機能が集まっています。

※リボン：PowerPoint でスライドを作成・編集するときに使う機能がまとまった領域。リボン上には〔ファイル〕〔ホーム〕〔挿入〕〔デザイン〕〔スライドショー〕などのタブがある。

32 新規スライドの作成

c 「新しいプレゼンテーション」を選ぶ

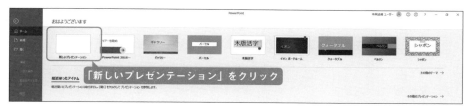

d スライドの作成画面

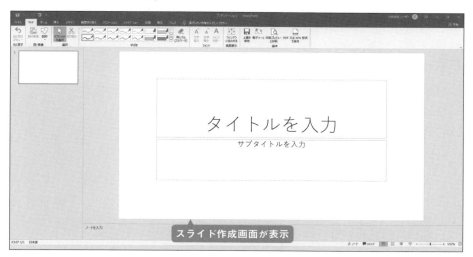

e スライドの追加

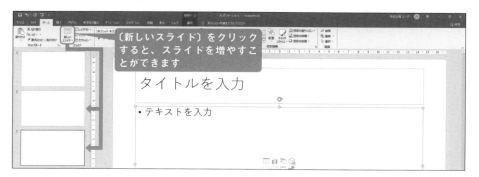

3) さまざまなデザインのスライドを活用する

〔ホーム〕タブの〔スライド〕グループにある〔レイアウト〕をクリックすると、さまざまなデザインのスライドが表示されますので、適切なものを選びます。

なお、左側に表示されているスライド上でマウスの右クリックをすると、ショートカットメニューが表示され、〔レイアウト〕の設定や、80頁で説明した〔新しいスライド〕の追加を選択することも可能です（画面 f ）。この右クリックは使用することが多く、大変便利ですから"困ったときの右クリック"と覚えましょう。

4) スライド表示・上映機能

ホーム画面右下のステータスバーには、スライド表示・上映機能に関するボタンがあります。リボン上と重複している機能もありますが、ステータスバーのほうが効率的に使えます（画面 g ）。

5) 画面幅の調整

ホーム画面左の境界線（画面 h ）にカーソルを置くと⇔が表示され、ドラッグすることで画面の幅を自由に変えられます。〔ノート〕の部分の境界線にカーソルを置いても幅を変更することができます。自分が作業しやすいサイズや作成するスライドの内容に応じて調整しましょう。

33 新規スライドの作成

f　さまざまなデザインのスライドを活用する

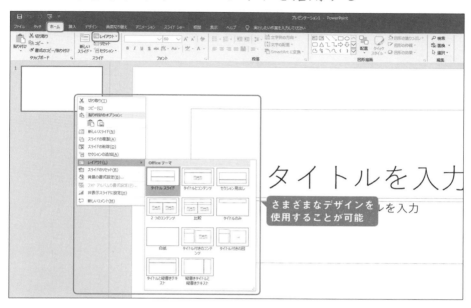

g　ステータスバーの活用

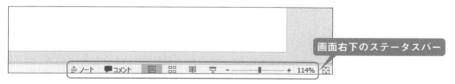

h　画面幅の調整

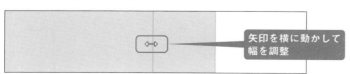

3 | 書 式 設 定 を 最 初 に 決 め る

1）スライドのサイズを決める

　最初に、スライドのサイズを決めます。〔デザイン〕タブの〔ユーザー設定〕グループの〔スライドサイズ〕をクリックします。〔標準（4：3）〕〔ワイド画面（16：9）〕〔ユーザー設定のスライドのサイズ〕の3つが表示されます。最近は〔ワイド画面（16：9）〕が標準になっていますが、用途によって使い分けることができます（画面ｉ）。

2）フォントの種類・サイズを決める

　次に〔ホーム〕タブで、フォントの種類・サイズを決めます（画面ｊ）。途中で変更したいときには、変更したい文字の上で右クリックし作業することも可能です（"困ったときの右クリック"です）。フォントの種類はたくさんあり迷いますが、MSPゴシックなどの太い線のものを使うようにし、普通の文章で汎用される明朝体は横線が細くて見えにくいので避けましょう。フォントサイズはスクリーンの大きさなどによって異なるため、この大きさが最適と断言できませんが、最小でも20以上がいいといわれています。私は、26〜28（最小でも24）くらいになるように心がけています。また、フォントサイズは、タイトル、見出し、本文で大きさを変え、全部のスライドで統一します。例えば、本文の1枚目のスライドのタイトルのフォントサイズが44、見出しは34、本文を28に設定する場合には、次のスライド以降も同様な大きさ、スタイルにします。不統一であると見えにくいスライドになります。

　文章の書き方と共通ですが、"スライドの字面を整える""1枚のスライドで言いたいことは1つにする（パラグラフとトピックセンテンスの考え方）""意味のあるレイアウト・デザインをする（不要な装飾はしない：例えば不必要にアニメーションを入れないなど）"の3つが大事です。

34 書式設定

i スライドサイズの設定

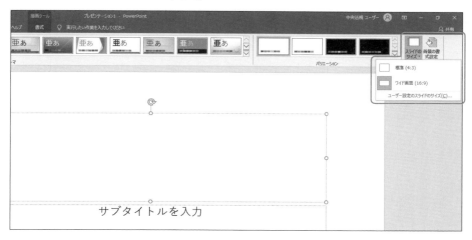

j フォントの種類・サイズの設定

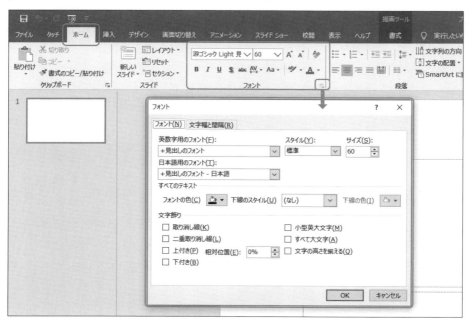

4 | スライドに統一感をもたせる

1）タイトルは左寄せかセンタリング

　文章の書き方と同様に、〔ホーム〕タブの〔段落〕グループにある〔文字配置〕で設定します。タイトルは左寄せかセンタリングとし、すべてのスライドで統一するようにしましょう（画面ｋ）。

2）文字にメリハリをつける

　〔ホーム〕タブの〔フォント〕グループの機能を用いて、タイトル、見出し、本文でフォントサイズを異なる大きさにしてすべてのスライドを統一させ書式設定を行います（p.85、画面ｊ）。タイトル部分のカラーを統一する（メインカラー）ときれいに見えます。本文中で強調したい点や重要ポイントなどは、必要に応じてアクセントカラー（赤字など）をつけるなどしましょう（画面ｋ）。ただし、あまりに多色を使うと主張がぼやけてしまうので注意が必要です。色を使わないのであれば、Bold（強調）フォントや下線などで工夫することも有効です。

3）日付やスライド番号の入れ方

　スライド番号と日付は〔挿入〕タブの〔テキスト〕グループ中の〔スライド番号〕をクリックすると画面ℓが開きます。必要な事項をチェックしましょう。

　まず、〔日付と時刻〕をチェックし、〔自動更新〕か〔固定〕を選択します。さらに、その下の〔スライド番号〕をチェックします。1枚目のスライドに番号をつけたくないときには、〔タイトル スライドに表示しない〕をチェックします。そして、〔すべてに適用〕をクリックすると自動的に1枚目以外すべてのスライドに番号が付きます。しかし、この番号の付け方だと2枚目のスライドが2から開始の通し番号になってしまいます。そのため、2枚目のスライドの番号を1と表示したい場合に

は、〔デザイン〕タブの〔ユーザー設定〕グループの〔スライドのサイズ〕を開き、〔スライド開始番号〕を0（ゼロ）にすると、表紙の1枚目にはスライド番号が入らず、2枚目からスライド番号1が付くように設定することが可能です（画面m）。細かいことですが、知っているのといないのとでは作業時間が大幅に違います。

4）図形や写真を活用する

　PowerPointの強みは図形や写真を挿入して自由に配置できることです。図形や写真を使用する場合は、できるだけ文字は少なくして、大きく見やすいように配置するとよいでしょう（画面n）。

5）グリッド線とガイドを活用する

　スライドに方眼紙のようなマス目があると、図形の描画や配置の際の目安になります。グリッド線を表示するには、〔表示〕タブの〔表示〕グループ中の〔グリッド線〕にチェックマークを付けます。そうすると、スライド内にマス目が表示されます。同様に〔ガイド〕をクリックするとスライドの中心が確認できます（画面o）。いずれも作業をしやすくする機能ですので有効に使いましょう。なお、スライドショーにした際にはこれらの線は表示されません。また、〔表示〕グループの右下の矢印をクリックすると［グリッドとガイド］ダイアログボックスが表示され、グリッドの間隔も変更できます（画面o）。

6）揃えたいオブジェクトの配置を瞬時に行う

　図形や写真の配置を揃えるには、グリッド線とガイドを使うほかに、〔(描画ツール)書式〕タブから〔図形描画〕グループの〔配置〕をクリックし、図形の配置を瞬時に修正することができます（画面p）。写真の枚数や図形の形にもよりますが、なるべく配置やサイズを統一しておくと、スライドショーで全体を見た際に見栄えのよい印象につながります。

35 スライドに統一感をもたせる

k タイトル位置とアクセントカラーの有効活用

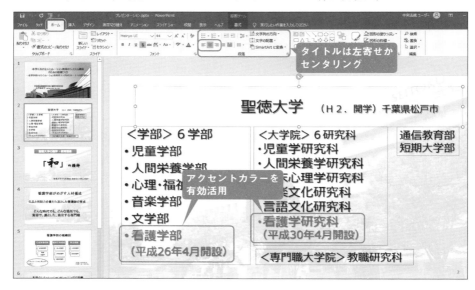

ℓ 日付やスライド番号の入れ方

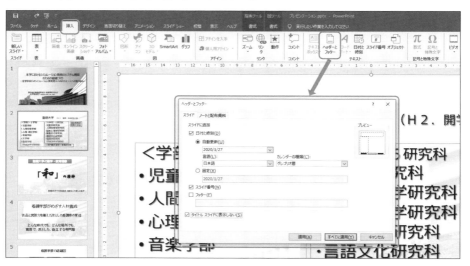

m 「スライド開始番号」を0（ゼロ）に設定

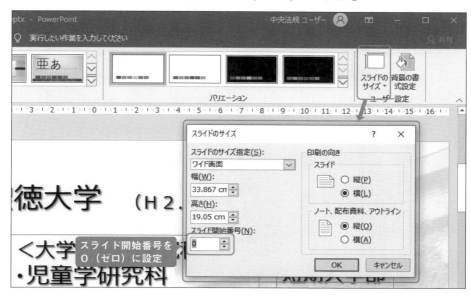

n 図形や写真を活用する

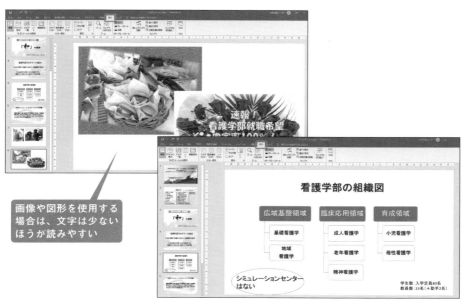

画像や図形を使用する
場合は、文字は少ない
ほうが読みやすい

o　グリッド線とガイドを活用する

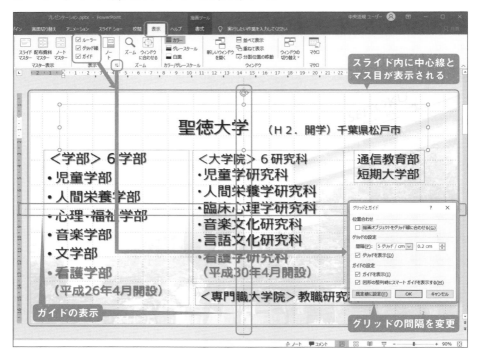

p　オブジェクトの配置

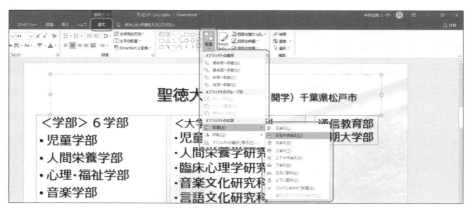

引用・参考文献

髙谷修『看護師に役立つ レポート・論文の書き方 改訂2版』
金芳堂，2006.

西研・森下育彦『「考える」ための小論文』筑摩書房，1997.
（ちくま新書110）

ダカーポ編集部編『ダカーポの文章上達講座』マガジンハウ
ス，1995.

谷崎潤一郎『文章読本』中央公論社，1989.（中公文庫）

松葉祥一『ナースのための実践論文講座』人文書院，2008.

江原勝幸『JJN SPECIAL NO95 看護学生のためのレポート
書き方教室』照林社，2008.

佐藤淑子・和田佳代子編著『看護師のための Web 検索・文献
検索入門』医学書院，2013.

おわりに

　初版を書いたときには、この本を使用して研修会でお話をする機会が多くなることなど予想をしていませんでした。ましてや、改訂本を出すことになろうとは思ってもみませんでした。しかし、研修会で出会った方々から「もっとこうだったらいいね」などという感想やご意見を聞くことが多くあり、今回の発行に至りました。

　実践の場では、「書くこと」よりも「自発的に物事を考え、行動に移す力」が優先されがちです。さらに、電子媒体の普及によって、チェックする項目数は格段に増えましたが、文字を書くことは少なくなりました。しかし、書くことは実践者自身の考えや行動を他者へ伝えることができ、実践を共有したり、実践力を高めあったりするために必要不可欠なことです。実践において、書く力は行動する力と同じように重要なものなのです。

　しかし、電子メールや Facebook、Twitter、LINE、Instagram などの SNS の普及によって、まとまった文章を考えながら書く機会が大幅に減少しているように思います。SNS でのやりとりは、文章というよりも、絵文字やスタンプ、短文で相手とやりとりをしますので、情緒的・感情的な意思の疎通になりがちです。つまり、あらかじめ考えをまとめていなくても、意思疎通が成り立つという状況があります。

　まとまった文章を書くには、自分の考えを明確にして、読み手が文面を読んで誤解することがないような組み立てを考えて書く必要があります。どのようなテーマにするかを考え、どの順序で書き始めるかを思案し、参考になる文献や資料を調べることも必要になります。

つまり、当然のことですが、書くためには「読む力」や「考える力」が必要となります。「書く力」は情報をアウトプットする能力ですが、それを支えるのが情報をインプットする「読む力」や、書くというプロセスの中で必要な「考える力」です。

　「考える力」は、看護専門職として、多様な看護の場でさまざまな健康障害を有する対象者に合わせて、看護を提供するために、なくてはならない力です。書くことが仕事をさらに効率的・効果的に遂行するための力となります。さらに、書くことは、考えることの楽しさを実感することでもあります。「考えること」は、場所や時間、境遇にも左右されず、誰にも邪魔されない、人間にのみ与えられた楽しみであることを忘れないようにしたいと思っています。考えることは楽しいことですし、その考えたことを書くことはさらに楽しいことなのです。堅苦しく述べるなら、観察し、アセスメントし、行動し、相手の反応を確かめて評価し、そしてそれを記録すること、つまり書くまでが専門職の仕事です。

　まだ書くことは苦手だと思っている人も、**自分自身の人生を豊かにするために、実践力を向上させるために、書いて、書いて、書きまくることをお勧めします。書くことは、読むことと考えることにつながり、それは未来に向かって進むことになるからです。**

　本書が、実践者の文章力向上の一助となることを願っています。

　最後に、改訂本の出版に際してお世話になりました中央法規出版の坂弘康氏と宮本諒介氏に心から感謝申し上げます。

2020年2月吉日　　水戸美津子

著者紹介

水戸 美津子

【プロフィール】

北海道立衛生学院看護婦第一科卒業後、聖路加国際病院、虎ノ門病院での臨床で看護の面白さと奥深さを実感した。その後、千葉県立衛生短期大学・新潟県立看護短期大学で看護基礎教育の面白さと難しさを経験した。山梨県立看護大学教授・大学院研究科長、自治医科大学看護学部教授、看護学部長・大学院看護学研究科長、附属病院副院長などを務める中で、教育と研究そして臨床との連携と組織運営の難しさを学んだ。その後、地域密着型特別養護老人ホームの施設長を経験し、現在、聖徳大学学長補佐（看護教育担当）、看護学研究科長、看護学部学部長、看護学研究所長として教育・研究・管理運営に関わっている。専門は、老年看護学および看護管理学。

自治医科大学名誉教授。

筑波大学大学院修了 修士（リハビリテーション）

兵庫教育大学連合大学院修了 博士（学校教育学）

【主な著書】

・水戸美津子「第4章 高齢者の存在確認行動に関する研究」木下康仁編『分野別実践編 グラウンデット・セオリー・アプローチ』弘文堂，2005.
・水戸美津子編『新看護観察のキーポイントシリーズ 高齢者』中央法規出版，2011.
・水戸美津子編『新看護観察のキーポイントシリーズ 在宅看護』中央法規出版，2014.

ナースのためのレポートの書き方 第2版
仕事で使える「伝わる文章」の作法

2020年3月10日　初　版　発　行
2024年3月10日　初版第3刷発行

著　　　者　水戸美津子
発　行　者　荘村明彦
発　行　所　中央法規出版株式会社
　　　　　　〒110-0016　東京都台東区台東3-29-1　中央法規ビル
　　　　　　TEL03-6387-3196
　　　　　　https://www.chuohoki.co.jp/
印刷・製本　株式会社アルキャスト
ブックデザイン　二ノ宮 匡（ニクスインク）